戦後日本の医療・福祉制度の変容

病院から追い出される患者たち

山路克文

法律文化社

はしがき

今日の医療制度改革は、一九九二年「第2次医療法改正」を起点にして、表向きは「機能分担と連携」という政策的スローガンを掲げつつも、実質的には患者の犠牲を前提に、医療の財源対策を主眼とする診療報酬の効率化・適正化を意図した改革であったと総括できよう。それは、毎時の診療報酬改定に「医療の質の向上とコストの削減」を意図した基本方針を掲げ、市場原理と競争原理を活用しながらその目標を達成する手法（managed competition：「管理された競争」）を取り入れ改革を断行し今日に至っている。さらに二〇〇〇年代に入ると、介護保険制度の施行とともに介護サービスの市場開放も行われ、長期療養患者を医療保険から介護保険に向かわせる政策が展開された。

この二〇年間激変する医療環境のなかで、医療現場で顕在化する医療福祉問題（＝医療提供の不備から深刻な生活問題に発展していく問題状況）は、従来の医療費問題等の貧困を基底的要因とした問題状況に加え、医療連携から阻害された患者や医療格差等による社会資源の不備から十分な医療や介護が確保されない、いわゆる「医療難民」「介護難民」などと呼ばれる人為的問題が、課題を一層複雑・高度化させてきている。

さらに、歴史的に、医療からも福祉からも介護からも排除された患者群に立ち向かってきた「医療ソーシャルワーカー」も、今日の医療制度改革に翻弄されるかのように診療報酬制度からその名称もなくなり、その環境が益々厳しいものとなっている。

本書は、今日の医療制度改革によって実践的課題がどのように複雑・高度化してきているかを、排除されていく患者の立場に立って検証することを目的に構成されたものである。

本書は、三部構成となっており、第Ⅰ部は理論的な考察に主眼を置いて第二次世界大戦後から現代に至る医療・福祉の特質を三つの論文で構成した。第Ⅱ部は現状分析として、一九九〇年代から今日に至る医療制度改革を医療提供の経済的基盤である「診療報酬制度」に着目して、医療法改正の変遷、さらに診療報酬改定を一九九〇年代と介護保険制度が施行された二〇〇〇年代に分けて考察を行った。第Ⅲ部は、今日の医療制度改革下における医療福祉実践に主眼を置いて、まず今日の医療制度改革の路線から外れた難治性の疾患である「アルコール依存症」を例にして医療の本来のあり方を問い、他の三つの論文では、医療ソーシャルワーカーの専門性、医療の臨床場面の変化、そして脆弱な専門職制をテーマにして考察を行った。

筆者は、一九九〇年代の約一〇年間、医療ソーシャルワーカーとして医療現場で様々な患者とその家族に向き合い支援を行ってきた。しかし、一九九〇年代初頭から始まった医療制度改革の波は、臨床現場の末端にまで浸透し、例えば「平均在院日数の短縮」という医業経営のための用語が臨床現場でも多用され、「社会的入院患者の退院促進」が加速されていった時期であった。

筆者は、本書にその時の経験を生かし、先の拙著（『医療・福祉の市場化と高齢者問題—「社会的入院」問題の歴史的展開—』（ミネルヴァ書房））では論考が不十分であった様々な問題意識を、なんとか体系的な理論の俎上に載せたいという一念で作成したものである。

そして、本書はまた、現場実践者の日々忙殺される日常業務にありがちな閉塞的状況（バーンアウト）、すなわち「木を見て森を見ない」状況を打破するための「気づき」の一助となれば本望であるとともに、本書によって問題意識を共有できる人々の輪が大きくなれば幸いであると思っている。

目次

第Ⅱ部　日本の医療から排除されていく人々

第Ⅲ部　複雑化する今日の医療福祉実践

第Ⅰ部　戦後日本の医療・福祉制度体系の特質

第Ⅰ部は、本書の一貫した視点と立場を理論的に明らかにすることを目的に、戦後日本の医療と福祉を下記のように三つの主題から論じたものである。第1章は、「ＧＨＱの占領政策と医療・福祉の制度体系――『連続・非連続』の視点から――」と題して、ＧＨＱの占領政策の意図と被占領下の日本の指導層との齟齬をいわゆる「連続・非連続」の視点から分析を加え、医療・福祉分野における制度構造の特質を明らかにすることに主眼を置いた考察を行った。第2章では、「高度経済成長の基盤整備としての社会保障制度体系――『国民皆保険』と医療保障――」と題して、高度経済成長の始まる時期に体系化された日本の社会保障制度体系を、「国民皆保険」体制がいわゆる「日本的雇用慣行」を補完・代替機能を担っていることを明らかにし、日本の社会保障制度の特異性を考察した。第3章は、「高度経済成長後の行き詰まる社会保障――上がり続ける診療報酬、膨張する国民医療費――」と題して、産業構造の大転換、そしていわゆる「大きな政府」から「小さな政府」に国が政策転換を開始した時期に、上がり続ける診療報酬と膨張する国民医療費の実態を明らかにし、高騰する国民医療費の実態がこの時期の病院医療・入院医療重視の政策にあることを主旨とする考察を行った。

第1章　GHQの占領政策と医療・福祉の制度体系
――「連続・非連続」の視点から――

1　はじめに

第二次世界大戦後、いわゆる「機関委任事務」を中心に体系化されたわが国の社会福祉制度体系は、機関委任事務という中央集権的な行政処分行為、すなわち「福祉の措置」と呼ばれる行政サービス体系で出発している。この制度体系のきっかけとなったのが、GHQの占領政策下で発令された「GHQ指令文書SCAPIN775（一九四六（昭和二一）年二月二七日）」（以下、SCAPIN775と略す）と一般的に理解されている。（章末に原文掲載）

このSCAPIN775はそのタイトルをPublic Assistanceと表記されているが、SCAPIN775に限り「公的扶助」と訳されず「社会救済」と訳されており、この訳をめぐっては、諸説はあっても根拠となるものがなく「謎」とされてきている。しかし、本論においては、Public Assistanceを「社会救済」と訳した意味合いは、戦時統制経済下の政策的価値観が、戦後に蘇りそれが貧困救済対策や社会福祉制度体系のみならず、第2章で考察する日本の社会保障制度体系にも密接に関係していることから意図的に訳したのではないかという仮説のもとに考察を行っていきたい。つまり、敗戦によって多くのものが欧米の価値観に置き換わったとする見解（非連続）ではなく、逆に戦時統制経済下の価値観が戦後の制度体系に蘇っているとする見解（連続）である。つまり、戦後の社会福祉制度体系が機関委任事務による中央集権的な行政サービス（措置制度）を基本とする形成過程が、その歴史的証明ではないかと考えている。(注1)

2　問題提起

ＳＣＡＰＩＮ７７５は、後に詳しく検討するが、戦後の社会福祉制度が体系化させていくきっかけとなり、日本国憲法にも公的扶助の精神が憲法第二五条（生存権保障）に反映され、また公金の運用についてもその原則が憲法第八九条（公金の民間への流用の禁止）に条文化され、貧困救済に対する強力な国家の関与のあり方が示されている。しかし、それはいわば「諸刃の剣」であり、公権力の介入は人権侵害との表裏一体の関係があり、逆にそれを限りなく弱め、今日のように福祉課題（貧困・低所得や様々な生活問題）に対して、過度に連帯責任や自己責任が強調されボランティア活動等に期待を寄せるようになると、憲法第二五条の国の責任による生存権保障の論拠が極めてあやしくなってくるという側面も持ち合わせている。

上記のような視点で戦後から今日に至る約七〇年を総括してみると、残念ながら社会福祉の責任の所在が国から地方へ、そして自己責任が強調されてくる歴史的過程があり、憲法第二五条の第一項、第二項の関係（国民の権利と国の義務）が空文化する過程と言っても過言ではないであろう。まず、その歴史的ポイントを簡単に箇条書きにして確認しておきたい。

①ＧＨＱの占領政策後、朝鮮特需を契機に高度経済成長期に入る。この時期に社会福祉制度体系が福祉三法から現在の福祉六法体制に体系化が進められる。同時に「社会保障制度勧告」、「医療保障制度勧告」等を契機に国民皆保険体制を確立して西欧型の福祉国家体制を不完全ながらも確立する。

②一九七三年、高度経済成長の成果とそれまでの数々のひずみを是正することを目的にこの年を「福祉元年」として、大規模な福祉予算が組まれる。
③同年十月、オイルショックを契機に、金本位制の固定相場制（ブレトン・ウッズ体制）が崩壊し変動相場制に移行する。このパラダイム転換によって、福祉国家体制を支えたケインズ経済学（大きな政府）が終焉を迎え、代わってＭ・フリードマンに代表されるサプライサイドエコノミー（供給重視の経済学）が登場して福祉国家を否定し「小さな政府」すなわち自由主義国家体制に変わっていく。
④わが国では、政財界からの「福祉見直し論」「福祉バラマキ論」が席巻し、土光敏夫を頂点に「第二臨時行政調査会」が組織され本格的な行財政改革が始まる。
⑤一九七九（昭和五四）年、経済企画庁から「新経済社会七カ年計画」（通称：日本型福祉社会構想）が公表され、社会問題化してきた「老親扶養」や「育児・保育」などを再び私的扶養の課題であることを強調して家庭基盤の強化を謳い、女性の家庭回帰を奨さんする提言を行った。
⑥一九八〇年代以降は、地方分権化の流れにのって、「福祉関係八法」の改正を行い、社会福祉制度・政策の地方への権限移譲が組織的に進められた。
⑦二〇〇〇年代に入り社会福祉基礎構造改革に基づく社会福祉事業法の改正による社会福祉法の施行、その先行的法令として介護保険法の施行などを機に、扶養の社会化に合わせて、社会福祉分野の市場開放が活発に行われ、今日のような民間主体による福祉サービスの商品化を推進している。
このように、約七〇年の経過をみると、資本主義経済の「発展」過程において、様々な生活福祉問題が多様化・社会化する一方、その対応をめぐっては国家責任・公的責任が限りなく小さくなり、介護保険制度のようにその大部分を商品化する方策がとられてきている。

この結果、応能負担を原則とする公的サービスの領域が、時代とともに市場開放され、商品化されたサービスが民間（企業）から提供されるようになる。また、円高の回避策としての第二次産業の海外移転、いわゆる「産業の空洞化」による未曾有の失業問題が、再び「貧困」をクローズアップさせているが、その結果、現代の貧困の特徴は、客観的な救貧状態に加え、ネット社会の反映かその状態が社会関係の断絶を生み出す「社会的排除」という「人間疎外」の深刻な様相を呈してきている。この現状は、社会福祉分野が資本主義的商品の供給源に変わってしまい、その本来の社会的使命を果たしていない結果ではないかと考える。

本章では、以上のような問題意識に立って今一度「社会福祉の国家責任の原点」を再考するべく、GHQの占領政策――とくにSCAPIN775を中心に社会福祉の戦後体系の構造と意味について考えることを課題としたい。

そこで、はじめに「連続・非連続の視点」についてその論点を整理しておきたい。

3　「連続・非連続の視点」とは

「連続・非連続の視点」とは、GHQの占領政策下においてもわが国の伝統的な価値観がどのように生き残り、蘇ってきているかを「連続」という視点で捉え、敗戦とともに解体ないしは放棄されていったものを「非連続」という視点で捉えることをいう。菅沼は、「被占領期研究における福祉政策史研究の課題」として下記の三つを挙げている。（注2）

①米国の対日占領政策のなかで救済政策はどのように位置づけられていたのか。

②いかなる者が対日救済政策を担当したのか。

③占領史研究において最大の課題である「連続‐断絶」の問題である。戦前戦時の社会事業・社会福祉政策と被

占領期の社会福祉政策はいかなる関連があり、何が連続し、何が断絶したのかを確認する必要がある。ただし、この課題は明らかにされた歴史的事実を抽象化し解釈するという手続きが必要であるから、事実の確認だけでは完結し得ないものである。

①および②については、本論においても重要な論点となるが、ＧＨＱの占領政策下において、Ｄ・マッカーサー（連合国総司令官）とＣ・Ｆ・サムス（公衆衛生福祉局長）の救済政策（ＳＣＡＰＩＮ７７５を中心とした救済政策）と一九四八（昭和二三）年七月一三日にＧＨＱから日本政府に送致された文書「社會保障制度えの勧告（原文のママ）（米國社會保障制度調査團報告書、通称：ワンデル報告）」との間には、前者は選別主義的思想（現在の自由主義国家思想）、後者には普遍主義的思想（西欧型福祉国家思想）があり、占領政策上の食い違いがみられる。この点についてはサムスの回想録を検証すると、税や社会保険料の強制徴収を前提とした社会保障制度については、サムスの若干距離をとった発言がみられる（注３）。

このことが、日本の社会保障・社会福祉制度体系を複雑化する遠因になっているのではないかと思われる。ここでは①及び②についての詳細な考察は別の機会としたい。

③について、戦後の社会福祉政策に戦前の何が引き継がれ、何を新しくとりいれたのかを検討するために、ＳＣＡＰＩＮ７７５のタイトルの訳（社会救済）に限定し、そこに何が秘められているのかを考えてみたい。この点に関して新藤は、「ところで、戦後日本の社会福祉行政は、第一に機関委任事務体制としての画一的かつ平等なサービス給付、第二に専門職主義とボランタリズムの結合による政策実施、の二点を原則として展開されることになる。しかし、天皇主権から国民主権への憲法構造の基本的転換とこれらの原則の定立は、果たして右（筆者注：新藤は、この引用文の前段で以下にように述べている。『自然有機体としての国家と家族を重視した全体主義的かつ国民主義的社会事業観あるいは厚生事業観』）に総括した戦前期社会福祉行政の特質をどこまで払拭し得たのであろうか。日本の社会福

祉行政の特質を考えるにあたって、避けて通れない論点である。」と述べている。(注4)

この点を少しわかりやすくするために島村力『英語で日本国憲法を読む』から、ひとつのエピソードを拾ってみる。日本国憲法の制定に係るいきさつについては、すでにいくつかの文献で明らかになっているが、その原型は紆余曲折を経た「マッカーサー草案」であり、それを日本政府が修正を加えて、再度ＧＨＱによる英文の条文が完成し、それを再び日本語に訳したものが現在の「日本国憲法」である。これがいわゆる「押しつけられた憲法」のひとつの根拠となっている。そのなかで特徴的なエピソードを島村が紹介している。国民主権を表す「People」という単語は、アメリカ第一六代大統領リンカーンの演説にある有名な“Government of the People, by the People, for the People”（人民の人民による人民のための政府）を想定していたようであるが、邦訳では「人民」とはならず「国民」となっている。この点について当時の帝国議会の国務大臣が「日本の国は、君民一如の国でありまして……」と答弁して当時の日本人の気持ち（家族国家的な国民感情＝筆者注）を代弁していたのではないかと述べている。(注5)

この点は重要で、このエピソードが象徴するように欧米の価値観である「自由と民主主義」の理念を導入することがいかに困難であったかをうかがい知ることができる。敗戦後の日本国民の大多数は、アメリカの民主化政策を歓迎していたが、当時の政府関係者には、様々な理由から民主主義思想が受け入れられなかったことが推測される。このような事情を斟酌すればＳＣＡＰＩＮ７７５のタイトルが「公的扶助」とは訳されず「社会救済」と訳されたことについても誤訳ではないことは推測可能である。

本論に戻り、「社会救済」という訳から戦前の何が連続しているのであろうか。少し長い引用になるが、まず、公共経済学の立場から野口の見解をみてみることにする。(注6)

「……以上のような『戦後改革』によって、日本経済の仕組みは、大きく変わったはずである。しかし、官僚制度、とりわけ経済官庁の機構は、占領軍による『大改革』にもかかわらず、ほぼ無傷のまま残った。このことは、現在にいたるまで、日本経済に重要な影響を与えている。〈中略〉実際、政府機構における戦前との連続性は、驚くべきものがある。消滅したのは軍部だけであり、内務省以外の官庁は、殆どそのままの形で残った。大蔵省を始めとする経済官庁は、公務員制度改革によって部分的修正はうけたものの、ほぼ戦前の同様の組織を維持した。人事の年次列においてさえ、戦前からの完全な連続性が維持された。」

「……さらには、地方自治がうたわれたにもかかわらず（シャウプ税制勧告＝筆者注）財源は依然として国に集中されたままであった。また、国策会社や軍需会社、大陸投資に資金を供給した預金部資金制度、一九三七年に作られた臨時地方財政補給金制度、一九四二年に作られた食料管理制度なども、一部形を変えつつ存続した。」

「……官僚機構が無傷で生き残った第一の理由は、占領軍が直接軍制ではなく、日本政府を介して行う間接統治方式をとったことにある。ドイツの場合には、ナチスに強い憎悪を抱くユダヤ人グループが占領政策に影響を及ぼし、中央政府の徹底的な解体が行われた。しかし、対日占領政策は、これとは異なり、もともと過激なものではなかった。また、分割占領が回避されたこの影響も無視できない。」

野口は、以上のようにＧＨＱの占領政策が間接統治方式であったことが、戦時期の官僚機構を温存し蘇らせたと述べている。

では、その官僚機構が、戦時期にどのような役割を果たしていたのであろうか。岡崎・奥野は著書の「まえがき」で以下のように述べている。(注7)

「本書でわれわれが明らかにしようとするのは、現代日本の経済システムの主要な構成要素の多くが、一九三〇年代から敗戦に至るまでの戦時期に意図的につくられたものであり、それ以前のわが国の経済システムは、基本的にアングロ・サクソン型の古典的市場経済システムだったという点である。戦時期以前のわが国では、従業員の企業間移動は普通だったし、企業資金の多くも株式や社債の発行によって調達され、経営にあたっては、株主の意向が強く反映された。銀行も含めて倒産は日常的だったし、政府の経済計画や詳細な規制は存在しなかった。この古典的経済システムが現代のわれわれが知っている『日本型』経済システムに変容したのが戦時期なのである。具体的には、限られた資源を戦争のために総動員しようとする『総力戦体制』のために、企画院が作った『物資動員計画』などによる計画的な資源配分を、企業を実行機関として統制的に実現するために人為的に作られたシステムこそが現代日本の経済システムの原型である。」

ここにいう「日本型」経済システムとは、「終身雇用」「年功賃金」、「企業別労働組合」などの日本的な労使関係、さらには下請けなどの「企業系列」（いわゆる「護送船団方式」）、そして経営の細部まで口を挟むいわゆる「行政指導」などが、その特徴として挙げられる。このシステムが、戦後も蘇り高度経済成長を支える原動力となっていくが、この「日本型」資本主義体制は、所得格差の小さいのが特徴として挙げられ、それを「資本主義体制の中の社会主義国家」と評されることもあった。

この点についてレナード・ショッパは、「いわゆる『護送船団式資本主義』（コンボイキャピタリズム）は、日本の輸出産業の成功の推進力となり、また国全体として急速な経済成長をなしとげた原動力として知られている。一方、このシステムは、日本社会における弱者——労働者とその家族も含む——を保護するためにつくられたものでもあった。会社を存続させれば、その会社が保護する従業員や取引先もまもられるからである。護送船団式資本主義は、ヨーロッパの福祉国家と同じく、生産性と保護の要素を両立させ、相互に補強させていた。」そして、「……日本の成功は、『女性』と『企業』の犠牲で、成り立っていた。日本の女性は、家族の世話を一手に押しつけられてきた。日本の企業は、終身雇用制を背負わされてきた。この両者が社会保障のコストを払い続けてくれたから、日本式『社会主義』がうまくいっていたのだ。」と興味深い見解を述べている。この文献の原題は“Race for the Exits”となっており、日本社会は、立ち止まって困難に立ち向かうというより、「これまでの責務から『退出』をはじめている。女性は、結婚と出産を避けはじめた。企業は、高コストの国内から海外に逃れはじめた。国の崩壊が

はじまったというのに、日本はいまだ、なす術をしらない。」と、今日の日本の本質を突く発言を行っている。(注8)

つまり、戦時期の国家統制（総力戦体制）の厳しい官僚主導の経済システム（「日本型経済システム」）が戦後も連続しており、その中心的役割をなす「日本的雇用慣行」が高度経済成長を支えてきた。この史実からみても、戦後の措置制度体系を基本とする社会福祉制度・政策は、日本的雇用慣行（ジェンダー的雇用慣行）すなわち家族の含み資産（女性による家庭内扶養）を補完・代替する程度の消極的（社会事業的）かつ選別主義の社会福祉制度（措置制度体系）であったと総括することができる。

4　「ＳＣＡＰＩＮ７７５」の歴史的意味と意義

一九四六年二月二七日にＧＨＱ（連合国最高司令官指令部）により、「ＳＣＡＰＩＮ７７５（連合国最高司令官指令文書番号７７５）」が発令される。これは、後に「公的扶助三原則」（四原則と呼ぶ場合もあるが、ここでは三原則とする＝筆者注）と呼ばれ、後のわが国の社会福祉制度・政策の骨格を形成する歴史的文書である。この三原則とは、①優遇措置の禁止、②扶助の実施責任主体の確立（単一の全国的政府機関、公私責任分離）、③救済費総額の制限の禁止である。これが同年九月九日に制定される旧生活保護法にもっとも強い影響を与えたと言われている。(注9)

この文書のタイトルは「Public Assistance」となっており、冒頭でもふれたように、当然「公的扶助」と訳されてしかるべきところを邦訳は「社会救済」となっている。この訳が意図的なものかそうでないものかについては、推測や推察はいろいろとあるが明確な根拠となる見解はない。

この点について菅沼は、仲村優一氏の研究を援用しながら、以下のように述べている。

「……仲村優一氏は、戦前戦時の社会事業行政では給付水準が最も高いものから『扶助、保護、救済』と『概念の序列化』があったという吉田久一氏の指摘を重視し、はじめ Public Assistance が『公衆保護』と訳され、『社会救済』となり、『生活保護』として法制化され、一九五〇年頃『公的扶助』が定訳として定着していく過程を描き、日本が公的扶助という新しい観念を咀嚼するのに一定の時間と試行錯誤があったことを明らかにしている。」

「GHQの指令に表向きは従いながらも、実際には厚生省独自の政策を展開した結果、公的扶助行政における民主化が不徹底なものにとどまったことを仲村氏は示唆する。(注10)」

菅沼の見解を参考にすると、「社会救済」と訳したのは意図的ではあったが、その背景には当時の伝統的価値観に基づいた日本的精神風土が、「公的扶助」を認知できる状況にはなかったと推測される。

そこで、次にGHQの見解をみてみたい。GHQの公衆衛生福祉局長C・F・サムスは、自身の回想録で以下のように述べている。(注11)

「この問題について、日本人と多くの会議を開き、検討を重ねたが、面白いことにお互いの概念の相違から、しばらくの間意見の一致をみなかった。われわれは後になって知ったのだが、日本語には英語のパブリック・アシスタンス（公的扶助）の概念がなかったのである。われわれのいう『公的扶助』の概念は、日本語の『慈善』ということばとは違っていた。慈善とは、日本人の解釈でもわれわれの解釈でも、金持ちの食卓からパンくずを困窮者に分け与えるという古い概念にもとづくものであった。〈中略〉民主主義的解釈によると『パブリック・アシスタンス』の近代的概念とは、国民の要求実現の手段である。政府は、国民のために行動しなければならず、もし国民が望むならば、自らの責任によらず困窮となった人々に対して、公的扶助のプログラムを実施する責任を負うことを意味する。」

サムスも菅沼と同様に、「パブリック・アシスタンス」の理解の相違を文化的価値観の相違に求めており、この点について菅沼は「占領軍の福祉政策は行政機構と手続きの民主化に重点が置かれ、福祉水準の改善には関心を払われなかったのである。しかし、この行政の民主化は戦前期の日本の福祉行政機構を根底から変えるものであったため、占領軍が日本の社会福祉の発展に寄与したと日本人が受け止める素地を作り出したことを否定するものではない。」と述べている。それは、ＳＣＡＰＩＮ775が、後の日本国憲法第二五条の第一項に生存権保障を規定し、第二項において国の責務を社会福祉、社会保障という具体的な政策的手段を明記させたことの意義を認めているものと推測される。

しかし、筆者は「社会救済」と訳したことについてはもう少し深い意味合いがあるのではないかと考えている。すでに3で検討したように、雑駁な表現をすると衣（公的扶助）は洋装であるがそれを纏う人間は「新しい日本人」ではなく、伝統的・家族的価値観に根差した以前の日本人のままである。別の表現をすると、この「三原則」を日本の伝統的・家族的価値観に基づいた救済思想で、読み替えた（解釈した）のではないかと考えている。その意味では、戦前の伝統的救済思想が連続しており、それが象徴的に「社会救済」と言う言葉に蘇っているとのではないかとみている。その後社会福祉制度体系の形成過程をみると、三原則を実効性のあるものにするために、いわゆる「福祉の措置」という行政処分行為を中央集権的な機関委任事務を中心に体系化させ、民間（社会福祉法人の創設）を行政の下請け化する「縦割り」の中央集権的行政構造で成り立たせている点がその根拠になるのではないかと考えている。このことを新藤は、以下のように述べている。(注12)

「……ＧＨＱから戦後社会福祉行政における目標として求められた『パブリック・アシスタンス』は、政府による生活困窮者の『保護』『更生』として理解された。しかもその実態は、機関委任事務と行政処分であった。だが、ＧＨＱにはこうした行政構造は理解されなかった。ＧＨＱ側には、政府の責任による実施という点を持って、『パブリック・アシスタンス』概念を日本側が理解したと映ったのではないか。この『壮大なる誤解』のもとにスタートした戦後社会福祉行政は、たしかに戦前期における日本的家族主義を基礎とする官民一体となった国民教化の理論からは脱却した。だが行政警察概念からの脱却を用意するものではなかった。こうして、機関委任事務と実態のともなわない専門職主義、日本的ボランティアとしての行政委嘱委員を構成原則とした官僚制主義の生活管理が展開されていくのである。」

つまり、新藤は、社会福祉の国家責任を、わが国の伝統的な家族制度的価値観を基礎に、官僚による機関委任事務という中央集権的な行政処分（措置制度）によって、生活困窮者に対する生活管理を行おうとする意図があったとする見解である。

そして、その生活管理の方法としては、「保護」「更生」という概念を使用して施設収容を中心とした制度体系が福祉六法の制定過程で反映されていく。これはいわゆる「分類収容（保護）主義」と呼ばれる制度体系であり、その基本には民法第八七七条で規定するように、老親扶養も子どもの養育もまず「扶養義務者」による私的扶養が、第一義的であるという価値観を前提に、それができない程度と内容に対して社会福祉諸制度を機能させる仕組みとなっている。(注13)

たとえば、児童福祉法の第二四条にいうところの「保育に欠ける」規定であるとか、老人福祉法第一一条における「特別養護老人ホームの入所規定――『身体上、精神上著しい障害があって、常時介護を必要とするもそれが得られない』」状況などの規定が、私的扶養の不完全な状態や限界を意味している。そして、扶養義務者に対しては、資産調査を伴う生活保護法を除く福祉五法では、扶養義務者の被扶養者に対する義務（生活保持義務、生活扶助義務）に代わる扶養義務者の金銭による扶養（費用徴収）を、応能負担を原則として課している。その意味では、防貧が建前である社会福祉制度体系も、実質は消極的で救済的な社会事業を超える制度体系にはなっていないといえる。(注14)

今日でも、生活保護受給者の増加をその背景的問題よりも、「不正受給」に矮小化し「扶養義務者による扶養」を強化する風潮があり、民法第八七七条が規定する扶養義務者による扶養が社会的扶養よりも優先する価値観が引き継がれている典型であろう。

これは明らかに、ＧＨＱが期待した民主主義を基盤とする公的扶助とは異質なものができあがってきており、ＳＣＡＰＩＮ775のタイトルの訳をめぐる論点は、単に訳の相違では片づけられず、その後わが国の社会福祉の展開に大きく関与している。

5　ＧＨＱの占領政策と中央集権的な社会福祉制度・政策の選択
―Ｃ・Ｆ・サムスの証言を手掛かりとして―

ここでは、秋山の一九七七（昭和五二）年に行ったＣ・Ｆ・サムスに対するインタビュー録をもとにして考察を行うことにする。このインタビュー録は、歴史的に貴重な証言が数多く含まれているが、以下はそのなかで本論の主題――ＧＨＱの占領政策とわが国の中央集権的な社会福祉制度・政策の選択――に関わるところを抽出してみることにする。(注15)

秋山の、「……そうです。資本主義です。このことについてどうお考えですか。」という問いに対して、サムスは以下のように答えている。少し長い引用になるが、そのポイントを紹介する。

「当時、われわれは、日本に民主的な政府をつくるためには、どのような政府を創設すべきなのか明らかにしようと努力してきました。民主的な政府をつくることが、われわれの指令であったわけです。〈中略〉それは、中央政府は諸州によって委任された権力だけを持つというような、いわゆる共和主義政府の形態を踏襲すべきか、あるいは、権力は最上級の政府に集中され、下に向かって権力が委任されてゆくという国家政府にすべきか、とういうことでした。〈中略〉アメリカは連邦政府制度をとっています。われわれは日本の社会構造がわれわれの政府形態とは適合しないと判定しました。〈中略〉なぜならば、国民の社会構造（天皇を中心とした日本の国家形態＝筆者注）がそれを可能としないからです。〈中略〉それゆえ、われわれはアメリカ式の政府形態は設置すべきではないと判断しました。われわれは、中央集権的構造を持つ形態の政府を設置しようとしたのです。」

さらに、続けて以下のような重要な証言がある。

「マッカーサー元帥は、われわれが日本で見出したものを私的社会主義と呼びました。日本の全産業をコントロールしているおよそ一二の強力な絆のかたい家族（財閥＝筆者注）がありました。わたしは一つの会社に終身雇用されるという、温情主義的制度が社会構造として日本にあると判断しました。そして、われわれの考え方によって、それを変えてしまわないために、われわれの考え方をそれに適合させる必要があったのです。」

これは、ＧＨＱは、わが国に民主国家を実現することを目標にしつつも、その方法は間接統治方式と中央集権的な政府を容認する重要な証言であるといえる。

その結果、日本政府の立場とすれば、ＧＨＱから「お墨つきをいただいた」とまでは言わないにしても、戦時統制経済下（総力戦体制下）の官僚主導型の「日本型経済システム」が息を吹き返す十分な条件が揃ったと判断することが可能となる。

このことは、一九五〇年にシャウプ使節団が来日し、中央集権的な行政事務配分を解体し、地方分権を確立するように勧告（「シャウプ勧告」）されるも日本政府はそれも無視し、また財閥解体で来日したアメリカ本国の文官とも意見の対立も生まれた結果、マッカーサーと極東委員会の亀裂は益々深まっていったとされている。(注16)

この状況について、竹前は以下のように述べている。(注17)

「……しかし内務省は、このようなＧＨＱの地方分権化政策に真っ向から対立し、陰に陽に抵抗した。彼らは府県管治論や『府県は地方自治から中央政府（天皇の政府）を守る防波堤』論に立ち、知事公選論さえタブー視してきた。」

このような状況下で、占領期にわが国の社会福祉制度・政策が「機関委任事務」を中心とした社会福祉の行政的実践が展開されてくる。この点について前出の新藤は以下のように述べている。(注18)

「……社会福祉に関係する事務をことごとく機関委任事務とするだけの積極的根拠をＧＨＱ覚書がもっていたとはいえないだろう。それゆえ、そうした戦後社会福祉事務の実体体制は、機関委任事務の廃止を述べたシャウプ勧告、神戸勧告と対照を描くことになった。ともあれ、戦後社会福祉行政は機関委任事務とされ、中央政府の責任の名のもとに実施されることとなった。」

「中央政府の責任の名のもとに留保した権限は、基本的にサービス給付決定の行政処分、つまり『措置』決定権限であった。厚生省は、自治体の機関に対して『措置』の基準、行為準則をきびしく通達した。だがサービス給付には、施設の設置を不可避的にともなわざるをえない。それらは中央政府の責任から外され、法律的にはいわゆる自治体の『できる規定』（裁量規定）のもとにおかれた。」

このように、機関委任事務として中央集権的な行政サービスとして体系化されていくが、新藤も述べているように、サービス給付の前提となる機関や施設については、中央政府の責任から外され、地方自治体の裁量すなわち団体委任事務となっている。この点について高澤は次のように述べている。(注19)

「機関委任事務は、事務としては委任者の事務であり、執行としては受任者の事務であって、これを指して曖昧な関係であるといわれている。このことが地方財政に表現されると、機関委任事務を管理執行するための必要経費は地方公共団体が支弁し、国は、国の事務を処理するために要する経費の財源について必要な措置をこうじなければならない（地方自治二三二条＝原文のママ）という支弁と財源措置（実施主体と財政負担者と分離）という関係が対応する。」

戦後の社会福祉制度体系は、ＳＣＡＰＩＮ775を契機に、旧生活保護法から母子福祉法（旧法）に至るいわゆる「福祉六法」体制を確立する経緯のなかで、生活保護法を除く福祉五法はいずれも「福祉の措置」という行政サービスを基本として、その方策を「分類収容保護」を最後的手段とする法体系であった。問題は、高澤の指摘するように事務としては委任者の事務でありながら、執行としては受任者の事務という曖昧な関係は、結局のところ

「行政通知・通達」などの「行政指導」を待たざるを得ず、実質的に中央に従属せざるを得ない関係が形成されていった。その典型的な存在が社会福祉法人であり、その伝統が今日にも引き継がれている。

このように、サムスの証言を手掛かりに戦後の社会福祉制度体系の形成過程をみていくと、間接統治方式の選択やアメリカ型連邦政府ではなく中央集権的統治の容認などＧＨＱの占領政策におけるいくつかの選択が、結果的に「機関委任事務」の社会福祉分野への適応など戦前の価値観を引き継いでいく土壌（連続）を提供していったように思われる。

6　おわりに――今日的状況からみたＧＨＱの占領政策――

「機関委任事務」を中心とする社会福祉の制度体系には、すでにみたように「保護」と「更生」という戦前の救済的価値観が、「福祉の措置」という行政処分として蘇り、措置権の行使という行政権限による施設への収容保護が、福祉六法の制度設計の基本となっている。しかしながら、ＧＨＱの民主主義的価値観による「公的扶助」の概念は、サムスが指摘しているように「公的扶助は、国民の要求実現の手段」であり、政府は「国民のために行動しなければならず、公的扶助のプログラムを実施する責任を負う」と述べている。つまり、公的扶助の主体は、国ではなく国民であることを強調していた。その意味では、戦後の措置制度体系は、選別主義を前提にした主体が国家にある救済事業としての性格として出発している。

そして、この「措置制度体系」を支える価値観が、家族扶養であり、民法に規定された「扶養義務者による扶養」を補完・代替えする機能として社会福祉制度体系を位置づけている。

この点からみるとＧＨＱの占領政策とくにＳＣＡＰＩＮ７７５の三原則は、中央集権的な福祉行政の運用的原則として生かされているとしても、その精神（民主主義）は完全に抜け落ちていると言っても過言ではないであろう。最近の、生活保護の急激な増加の原因を「不正受給」として世論を過度にあおり、その脈絡のなかで家族扶養を賛美し生活保護を現物給付化するかのような論調をみても、まさに機関委任事務による「福祉の措置」が復活するのではないかと疑いたくなる状況である。

そこで、戦後約七〇年を民主主義の定着という視点から今一度振り返ってみよう。

第二次世界大戦後、日本国憲法第二五条によって、生存権保障を民主主義の理念に基づいた普遍的で平等な価値観として条文化した。そして、それを梃子にして一九六一年には不十分ながらも国民皆保険体制をスタートさせ、西欧型の福祉国家の体裁を整えた。しかし、実質は日本的雇用慣行を補完する程度の内容（第２章の課題）であり、社会福祉諸制度も選別的な体系により、社会福祉とは名ばかりで実質は社会事業の域を出てはいなかった。そのような制度環境のなかで、公害問題、薬害問題、環境破壊、過疎過密問題等々社会問題が続出し、大きな犠牲を払いながら高度経済成長を続けたわが国は、ようやく一九七三年を「福祉元年」とするスローガンのもと制度の充実が叫ばれ大幅な予算も計上された。

その矢先の一九七三年十月、中東戦争とともに石油ショックが世界中を震撼させ、二年前のドルショック、ニクソンショックが遠因となってブレトン・ウッズ体制（金の固定相場制）が崩壊し、一国資本主義を基本とする資本主義体制（国家独占資本主義＝福祉国家体制）も崩壊していくこととなった。それが契機となって資本主義経済の世界化＝グローバリゼーションが開始された。もともと、戦後の社会保障や社会福祉は、日本的雇用慣行に依拠して「小さい政府」であったが、わが国もこの影響をまともに受け、福祉元年から「福祉見直し」に急転換して、グローバリゼーションに耐えられる国家機能として、「より小さな政府」が選択され、福祉国家が遠のいていく政策（「大きな政府」から「小さな政府」へ）が開始される。それが第二臨時行政調査会による行財政改革、いわゆる「土光臨調」の開始である。そして、その過程で登場した政策スローガンが、一九七九年経済企画庁から公表された「新経済社会七カ年計画（通称＝日本型福祉社会構想）」で、再び家庭基盤の強化が謳われ、扶養の序列化すなわち「自助、共助、公助」という用語とともに、自助すなわち家庭での扶養を第一義とする政策誘導が行われた。(注20)

さらに社会福祉は小さな政府と派長を合わすかのように、一九八〇年代に本格化する中央集権的な行政官僚支配からの脱却を目指す「地方分権化」の流れに乗り、国から地方への権限移譲が行われたが、同時に一九九〇年代にはいわゆる「聖域」と呼ばれていた生活関連分野の市場開放が政策主導で行われ、社会福祉の主体が公から民間へ変転する。そして一九九九年七月地方分権一括法が成立し、二〇〇〇年四月一日より施行されこの法律の成立によって長く続いた「機関委任事務」が全廃となり、官僚支配の行政国家に一応の終止符を打った。

そして、二〇〇〇年代に入り社会福祉事業法が社会福祉法に改正され、その先行的法令である介護保険制度の施行とともに介護分野や社会福祉分野にも「契約」概念が持ち込まれ、「介護・福祉の商品化」が本格的となり今日に至っている。

この歴史的経過を国民目線でみれば、約七〇年の間には大きなパラダイム転換に遭遇しているが、そのたびに社会福祉の課題は社会化されず、家族扶養に原点回帰するだけで何ら抜本的な改革は行われず今日に至っているといっても過言ではない。すなわち日本国憲法第二五条第一項の生存権保障と第二項の国家責任が限りなく空文化する歴史的過程と総括することができよう。

その意味では、本論において不十分ながらも、戦後ＧＨＱの占領政策とともに「発展」していくわが国の社会福祉制度体系の原初を再考することの意義は極めて大きかったと考えている。

【注】

（１）ＳＣＡＰＩＮ７７５は、一九四五年一二月八日にはＳＣＡＰＩＮ４０４が「救済並福祉計画ノ件（Relief and Welfare Plans）」を日本政府に指令し、これを受けて一九四五年一二月一五日に「生活困窮者緊急生活援護要綱」を閣議決定している。そして日本政府は、一二月三一日付でＧＨＱに対して「救済福祉ニ関スル件」とする文書を提出している。ＳＣＡＰＩＮ７７５は、ＳＣＡＰＩＮ４０４の意図が、「生活困窮者緊急生活援護要綱」に反映されていないとするいわば「注文」をつけた文書という性格を有している。そして、ＳＣＡＰＩＮ７７５の本文にある三原則を守れば、一二月三一日の文書に異議を申しつけることはない、とする主旨である。この三原則のタイトルが示すように Public Assistance、すなわち「公的扶助」の理念を具体化した三原則となっている。このあと、四月三〇日日本政府はＧＨＱに対し「救済福祉に関する政府決定事項に関する件報告」と題する報告書を提出しているが、タイトルをみてもわかるように「救済福祉」という術語で回答し、救済の実施に関する実務的課題（旧生活保護法の法案）に終始する文書となっており、Public Assistance についての理念的回答は記されていない。

　なお、社会福祉研究所編「占領期における社会福祉資料に関する研究報告書」一九七九、社会福祉研究所。に収録されているＳＣＡＰＩＮ７７５の原文邦訳の末尾に、「主題名『社会救済』の原語は、パブリック・アシスタンスであるが、当時の厚生省の訳語のままとした。」と編集者の注釈が添えられている。

（２）菅沼隆『被占領期社会福祉分析』ミネルヴァ書房、二〇〇五、九頁〜一〇頁。

（３）Ｃ・Ｆ・サムス、竹前栄治編訳『ＤＤＴ革命―占領期の医療福祉政策を回想する―』岩波書店、一九八六、三五三頁。サムスは、この回想録の第一七「社会保障」において以下のような感想を述べている。「この間われわれは、医療サービスの受給者に、医師や病院を選ぶ自由がなかったような強制健康保険制度のような制度はさけるべきであるという原則に固執してきたことを強調しておきたい。われわれは多くの国々で通常みられるような、国家医療という考え方が嫌いであった。この国家医療という考えでは、経済的なうま味がないために、医療の質の向上を図ろうとする医療関係者の意欲が減殺されてしまうからである。加うるにこのような制度の下では、医療専門家に毎日のようにやって来る数多くの真の病人でもない人たちを診させるという負担を負わせ、乱診乱療を招来することになるからである。」。

（４）新藤宗幸『福祉行政と官僚制』岩波書店、一九九六、四八頁。

（５）島村力『英語で日本国憲法を読む』グラフ社、二〇〇一。この文献には、「マッカーサー草案」とその後「憲法改正草案要綱（現在の日本国憲法に邦訳されるもとになった英文の憲法改正草案）」を比較して解説してある貴重なものである。

（６）野口悠紀雄「第五章終戦時における連続性―戦後改革の評価―」『新版一九四〇年体制―さらば戦時経済―』東洋経済新報社、

二〇〇二、七八頁～八〇頁。

(7) 岡崎哲二・奥野正寛編『シリーズ現代経済研究六「現代日本経済システムの源流」』日本経済新聞社、一九九三。

(8) レナード・ショッパ、野口邦子訳『「最後の社会主義国」日本の苦闘』(原題「RACE FOR THE EXITS The Unraveling of Japan's System of Social Protection」) 毎日新聞社、二〇〇七、一六頁および表紙挿入文。

(9) 高澤武司「一三　敗戦と戦後社会福祉の成立―占領下の社会福祉事業―」右田紀久恵・高澤武司・古川孝順編『社会福祉の歴史―政策と運動の展開―』有斐閣選書、一九七七、二五八頁～二七六頁。

(10) 注2に同じ。九頁～一〇頁。

(11) 注3に同じ。三三〇頁。

(12) 注4に同じ。五五頁～五六頁。

(13) 金川めぐみ「第一一章『家族』と社会福祉法制」大曽根寛編『ライフステージ社会福祉法―いまの福祉を批判的に考える―』法律文化社、二〇〇八。金川は「法の世界では『法は家庭に入らず』という有名な言葉がある。家族問題のすべてに国家法が干渉・介入することは、家族にとっては望ましいことではないし、とくに家族間の紛争は訴訟ではなく合意により解決されるべきと考えられていたことから出てきた言葉だ。つまり家族生活は外部から遮断されたものとして法の立ち入らない領域(＝『非法』の領域)とされていた。戦前の「家」制度も実はこの概念と密接な関係がある。家長を中心とした「家」制度が中をがっちり束ねていたから、法が介入する必要がなかったともいえる。」(一七五頁)。また、金川は民法における親族間の扶養について、「①配偶者(七五二条)、②直系血族と兄弟姉妹、③三親等内の親族で、特別な事情がある場合には家庭裁判所の審判により、その扶養事務を負う(八七七条)とする。①②は絶対的扶養義務、③は相対的扶養義務とされ、①の夫婦間の扶養と②の未成熟の子に対する親の扶養は、一片のパンも分かち合う関係であり相手の生活を自分と同程度の水準まで維持する義務(生活保持義務)であり、その他の親族の扶養は生活に余裕があれば援助するべきという義務(生活扶助義務)である。」と述べている。(一八〇頁～一八一頁)

(14) 扶養義務者に対する費用徴収の規定については、老人福祉法第二八条(費用の徴収)、児童福祉法第五六条(費用の徴収及び支払い命令)、身体障害者福祉法第三八条(費用の徴収)、知的障害者福祉法第二七条(費用の徴収)にそれぞれ規定が存在する。

(15) 財団法人社会福祉研究所編「占領期における社会福祉資料に関する研究報告書」一九七八。「Ⅳ．占領下における社会福祉関係者の証言―占領当局側クロフォード・F・サムズ(本書ではサムスで統一した＝筆者注)博士(ＰＨＷ局長、准将)―」二二八頁～二三〇頁。

(16) 「シャウプ勧告」については、晴山一穂「行政事務配分論の沿革と背景」室井力編著『行政事務再配分の理論と現状』勁草書房、一九八〇、一四頁〜一五頁。「シャウプ勧告に基づいて設置された地方行政調査委員会議の「行政事務再配分に関する勧告」（第一次・一九五〇、第二次・一九五一）―委員長の名字をとったいわゆる神戸勧告は、〈中略〉崇高な理念にも拘わらず、ほとんど顧みられることなしに終わった。勧告後の事態は、むしろ、勧告の提起した内容とまさしく逆行する現象が現れてくることになる。」。財閥解体については、エレノア・M・ハドレー、パトリシア・ヘーガン・クワヤマ、ロバート・アラン・フェルドマン監訳、田代やす子訳『財閥解体―GHQエコノミストの回想―』東洋経済新報社、二〇〇四。を参照した。

(17)　竹前栄治『GHQ』岩波新書、一九八三、一六九頁〜一七〇頁。竹前は、本文引用部分の後に「憲法条文に『隣保共同の精神』を地方自治の基礎とする旨を明記することを主張し、GHQの反対に会うと『地方自治の本旨』というあいまいな概念に妥協して自己の意思を貫徹するという巧妙な手口を用いた。あるいは、憲法では大綱だけを規定し、なるべく法律に委ねるという建前をとって、国家で多数党が自由に地方行政を牛耳る余地を残そうとした。」と述べている。

(18)　注4に同じ。五〇頁〜五一頁。

(19)　高澤武司『社会福祉の管理構造』ミネルヴァ書房、一九七六、三六頁〜三七頁。本文引用の前段で、高澤は、機関委任事務と団体委任事務の関係について以下のように述べている。「一般に国の事務を地方公共団体に委任する場合には、必ず法律またはこれに基づく政令の根拠を要し、省令などで委任することはできないが、団体委任事務は、地方公共団体に処理をまかせ、その処理に対する国の規制、関与は固有事務との間でほとんど差がないのに反し、機関委任事務は地方公共団体にとってほとんど「治外法権」的といってよいくらいに国の規制が強く、地方公共団体の意思決定が及ばない。」と述べ、機関委任事務の強力な権限の実態を明らかにしている。

(20)　神野直彦『「分かち合い」の経済学』岩波新書、二〇一〇、七四頁。神野は日本型福祉国家の内実として以下のように述べている。「『日本的経営』という企業による雇用保障機能と生活保障機能を支えたのは、重化学工業化にともなう経済成長である。重化学工業化が行き詰まり、経済成長が停滞すれば、日本的経営も破綻していくことになる。」と福祉環境の日本的特殊性を述べている。

【章末資料】

GHQ覚書（SCAPIN775）

社会救済　（二一・二・二七）

(1)「救済福祉計画」ニ関スル件一九四五年一二月三一日付C・L・O覚書一四八四ニ関シテハ提出計画案ヲ次ノ条件ニ合スル様変更ノ処置ヲトラバ日本帝国ニ対シ何等異議アルモノニ非ズ

（イ）日本帝国政府ハ都道府県ニ地方政府機関を通ジ差別又ハ優先的ニ取扱ヲスルコトナク平等ニ困窮者ニ対シテ適当ナル食糧、衣料、住宅並ニ医療措置ヲ与エルベキ単一ノ全国的政府機関ヲ設立スベキコト

（ロ）日本帝国政府ハ一九四六年四月三〇日マデニ本計画ニ対スル財政的援助並ニ実施ノ責任態勢ヲ確立スベキコト従ッテ私的又ハ準政府機関ニ対シ委譲サレ又は委任サルベカラザルコト

（ハ）困窮ヲ防止スルニ必要ナル総額ノ範囲内ニオイテ与エラレル救済ノ総額ニ何等ノ制限ヲ設ケザルコト

(2) 日本帝国政府ハ本司令部ニ次ノ報告ヲ提出スベシ

（イ）此ノ指令ノ条項ヲ完遂スル為メニ日本帝国政府ニヨッテ発セラレタアラユル法令並ニ通牒ノ写

（ロ）一九四六年三月ノ期間ニ始マリ次ノ月ノ二五日マデニ届ケラレタル救助ヲ与エラレタル家族並ニ個人ノ数及ビ都道府県ニヨリ支出サレタル資金ノ額ヲ記載シタル月報

AG 091（27 Feb. 46）PH/GS/GA/CD　　APO500
(SCAPIN 775)　　(27 February 1946)

MEMORANDUM FOR：IMPERIAL JAPANESE GOVERMENT
THROUGH　：Central Liaison Office, Tokyo
SUBJECT　：Public Assistance

1. With reference to C. L. O. Memorandum 1484（1. 1）dated 31 December 1945, subject "Relief and Welfare Plans, there is no objection to the Imperial Japanese Government proceeding with the proposed plan altered to conferm to the following conditions.

a. The Imperial Japanese Government to establish a single National Government agency which through prefectural and local government channels will provide adequate food, clothing shelter and medical care equally to all indigent persons without discrimination or preferential treatment.

b. Not labor than 30 April 1946 financial support and operational responsibility for this program to be assumed by the Imperial Japanese Government and thereafter not to be rendered or delegated to any private or quasi-official agency.

c. Within the amount necessary to Prevent hardship no limitation to be placed on the amount of relief furnished.

2. The Imperial Japanese Government will submit the follow reports to this Headquarters.

a. Copies of all legislation and instructions issued by the Imperial Japanese Government to accomplish the terms of this directive.

b. Commencing with the period March 1946, a monthly report delivered by the 25th day of the following month stating the number of families and individuals granted assistance and the amount of funds expended by prefecture.

FOR THE SUPREME COMMANDER:

第2章　高度経済成長の基盤整備としての社会保障制度体系
――「国民皆保険」と医療保障――

1　はじめに

本章においては、第二次世界大戦後七年続いたＧＨＱの占領政策後、朝鮮動乱を経て高度経済成長期の始まる時期に体系化される国民皆保険下の医療保障制度体系を検討する。

第1章でみたように、第二次世界大戦後のわが国の社会福祉制度体系の骨格は、戦前の日本の伝統的家族観に基づいた「民法」体系を中心に、「措置制度」がそれを補完・代替する体系であることを確認した。さらに家族による私的扶養を是として、公的な介入を極力排除し、家族の扶養の限界を超えたものに対して公が介入する制度理念と、ＧＨＱの占領政策によって導入された欧米の価値観である個人の人権を守るために家族であっても介入を辞さずとする生存権や民主主義を基盤に展開される社会福祉方法論ないし技術論（ケースワーク、ソーシャルワーク）が混在しながら展開してきた歴史であることを、ＧＨＱの占領政策を検討しながら問題提起を行った。

第2章では、昭和三〇年代に入り、いわゆる「ベバリッジ報告」を範とした「社会保障・社会福祉制度」が形成されていくが、やはり根っこの部分にＧＨＱの占領政策で解体されたはずの家族制度ではあるが、その精神である伝統的な家族扶養観は戦後も連続し、あとで検討するいわゆる「日本的雇用慣行」として蘇っている。戦後の社会保障制度と社会福祉制度は、それぞれ前者は普遍主義的に、後者は選別主義的に体系化されていくが、両者とも「日本的雇用慣行」を補完・代替するような機能を担っている。そこで本章では、この問題を「医療保障制度勧告」を題材に、医療保障制度勧告の主旨が具現化（国民皆保険体制の確立）していく過程で、何がどのように変容していくのか、とくに「医療の概念」に注目して考察を行っていく予定である。

言うまでもないことではあるが、第二次世界大戦後、ＧＨＱの先導によって日本国憲法を制定し、その第二五条には基本的人権としての生存権を規定した。そして社会保障・社会福祉制度体系は、この憲法第二五条第二項の具現的方策を制度化したものであることについてはあえて断る必要もないであろう。しかし、実際は先にも述べたように根本的な部分において不完全で曖昧な部分も多く、その制度の不備については朝日訴訟をはじめ様々な手段で提起され訴えられてきた経緯があり、つねに日本国憲法の規定に立ち戻り抜本的な改革の必要性が叫ばれてきた。しかし、戦後から今日に至る過程は、残念ながら真正面から向き合うことなく、それらの多くが対症療法的にその場を取り繕い、根本問題はつねに「先送り」でかわしてきた歴史であるといっても過言ではないであろう。

その歴史もついに極端な少子高齢社会を招き、また家庭崩壊、地域崩壊、自殺の増加など未曾有の問題が顕在化し、古くは「人間疎外」そして今日的に表現すると「社会的排除」がいよいよ深刻な状況で社会問題化している。ついに手のつけられない状況にまで来てしまっているのではないかという危機感を抱いてしまうのは、おそらく筆者だけではないであろう。しかし、こんな状況であるからこそ、今一度「原点に帰る」という姿勢が必要であると確信し論及していきたいと考えている。

2　「社会保障制度に関する勧告」と医療・福祉制度の骨格

1　社会保障制度審議会答申「社会保障制度に関する勧告」

まず、わが国の「国民皆保険」体制の確立に至る経緯を確認しておきたい。ＧＨＱの占領政策下、一九四七（昭和二二）年八月七日に「アメリカ社会保障制度調査団（ワンデル調査団）」が来日し、日本の社会保険、生活保護等の実情の調査や行政当局からのヒヤリングを行い、一九四七（昭和二二）年一二月マッカーサーに「社会保障制度への勧告」を提出した。そして、一九四八（昭和二三）年七月一三日、ＧＨＱは、総司令部覚書としてこれを日本政府に手渡した。（注1）

この勧告は、①各種社会保険制度の統合整備、②生活保護制度の強化、③公衆保健活動の改善と公営病院の組織的整備、④社会保障事務処理の機構の一元化、⑤国会および政府に対して社会保障制度の企画・立案・実施に関して勧告を行う機関の設置などを主な内容とし、これを受けた日本政府は一九四九（昭和二四）年五月内閣総理大臣の諮問機関として社会保障制度審議会を設置した。（注2）

大内兵衛を会長とする社会保障制度審議会は、一九五〇（昭和二五）年一〇月一六日、当時の内閣総理大臣吉田茂に対して「社会保障制度に関する勧告」を行った。この勧告は、その「序説」においても、また勧告の本論においても極めて格調の高い文章が綴られており、今日においても非常に新鮮な味わいのある文章である。（注3）

そこで以下若干長くなるが、勧告の「前文の一部」と本論の「総説」の部分を引用する。なお、以下、引用文の傍点は筆者が付した。

（社会保障制度に関する勧告―前文の冒頭部分―）

「日本国憲法第二十五条は、（一）『すべて国民は健康で文化的な最低限度の生活を営む権利を有する。』（二）『国はすべての生活部面について社会福祉、社会保障及び公衆衛生の向上及び増進に努めなければならない。』と規定している。これは国民には生存権があり、国家には生活保障の義務があるという意である。これはわが国も世界の最も新しい民主主義の理念に立つことであって、これにより、旧憲法に比べて国家の責任は著しく重くなったといわねばならない。」

（社会保障制度に関する勧告―総説―）

一、国民が困窮におちいる原因は種々であるから、国家が国民の生活を保障する方法もとより多岐であるけれども、それがために国民の自主的責任の観念を害することがあってはならない。その意味においては、社会保障の中心をなすものは自らをしてそれに必要な経費を醵出せしめるところの社会保険制度でなければならない。

二、しかし、わが国社会の実情はとくに戦後の特殊事情の下においては、保険制度のみをもってしては救済し得ない困窮者は不幸にして決して少くない。これらに対しても、国家は直接彼等を扶助しその最低限度の生活を保障しなければならない。いうまでもなく、これは国民の生活を保障する最後の施策であるから、社会保険制度の拡充に従ってこの扶助制度は補完的制度としての機能を持たしむべきである。

三、しかしながら、社会保障制度は前述のような措置だけではいけない。更にすすんで国民の健康の保持増進のために公衆衛生に対する行政や施設を同時に推進しなければならない。更にまた、国民生活の破綻を防衛するためには社会福祉行政も拡充しなければならない。社会保障制度は、社会保険、国家扶助、公衆衛生及び社会福祉の各行政が相互の関連を保ちつつ総合一元的に運営されてこそはじめてその究極の目的を達することができるであろう。

右記の引用文において、筆者が傍点を付した部分が社会保障制度審議会の社会保障とその制度体系に対する考え方の基本となるところであろう。まず第一に社会保障の国家責任、第二に社会保険制度の限界と公的扶助の補完的関係、第三に国民生活の破綻を防衛するための機能として社会福祉行政を位置づけている点にある。

佐藤はこの勧告について以下のように評している。「戦後のこの社会保障、社会福祉の法と行政に対して、いわば『バイブル』とまでいわれている一つの方向を与えたものは、前述の日本国憲法第二五条とあわせて、イギリスのビバリッヂ報告とそれを範に、ナショナル・ミニマムを保障せんとした社会保障制度審議会『社会保障制度に関する勧告』であったといってよい(注4)。」

この勧告の目次は、前出の総説のあと第一編に社会保険、第二編に国家扶助、第三編に公衆衛生及び医療、第四編に社会福祉、第五編に運営機構及び財政となっている。ここでの各編の詳細な考察は必要な限りとするが、古賀はこの勧告の内容を以下のように整理している。まず、社会保障の内容と範囲を、狭義と広義に分け、前者は公的扶助・社会福祉・社会保険・公衆衛生と医療の四つの部門とし、後者は前者に加え恩給と戦争犠牲者援護を加えるものとした。さらに狭義の社会保障については、所得階層別対策として、貧困階層対策＝公的扶助、低所得階層対策＝社会福祉、一般階層対策＝社会保険、そして共通施策＝公衆衛生・医療という範囲を定めているとしている(注5)。

本章の課題である「医療」と「社会福祉」の関係については、古賀の整理に従うと医療については共通施策、社会福祉については低所得対策となっている。勧告では、第一編第一章第三節に「医療の範囲、医療機関及び医療報酬」に第一「医療の範囲」として以下のように述べている。

一、予防給付の範囲――予防給付の範囲は、公の負担において行う予防措置との関連を考え、また濫用を防ぐためその範囲は極めて限られた範囲にとどめるべきである。
二、療養の給付の範囲――おおむね（一）診療、（二）薬剤または治療材料の支給、（三）処置・手術その他の治療、（四）入院、（五）看護、（六）移送の範囲とし、必要にして十分なものでなければならない。

ここにいう「医療の範囲」は、現在の健康保険制度の体系と同じく「疾病の治療」に対して直接的・間接的に係る範囲を「医療」としており、後に考察を行う「包括的医療」における「予防・治療・リハビリテーション」のいわゆる医療の三層構造の視点からみると「治療」に限定したものを「医療」と規定していることがわかる。

さらに、第三編第二節「医療」には、第二「医療の向上と公共化」として「社会保障制度における医療は、医学及び薬学の向上進歩に即応し、その公共性を高めるものであり、医療機関は公私を問わず、本制度に協力参加することにより、その施設、経営及び医療従事者の生活が保障されるようなものであることが望ましい。」と述べている。

ここは非常に重要なところで、医療の向上と公共化ないしは公共性が同時に論じられており、わが国の一九九〇年代初頭から始まる医療制度改革において「医療の質の向上とコストの削減」を競争原理と市場原理によって目的を達成しようとした結果、医療分野が市場開放され、まさに医療格差が拡大し続け医療の差別化が当たり前のことのように論じられるようになった今日的状況からみれば、医療の公共性が担保されるように、医療従事者の生活の保障を提言しているところに大きな歴史的意義を感じる。

次に、第四編の「社会福祉」に関する項目の前文を紹介する。「ここに、社会福祉とは、国家扶助の適用をうけている者、身体障害者、児童、その他援護育成を要する者が、自立してその能力を発揮できるよう、必要な生活指導、更生補導、その他の援護育成を行うことをいうのである。」とし、さらに、第四編第二節「福祉の措置」については、その第一（被扶助者の指導援護）として、「現行の生活保護法においては、金銭又は現物の給付による経済保障に属するものと、要保護者個々人の環境、性格、能力等に応じる個別処遇に属するものとを同時に規定している。従って、国家扶助を経済保障として確立する本制度においては、後者に属するものを国家扶助から明確に区別し、社会福祉の一環として取扱うこととする。尤も被扶助者は特に指導援護を要する者として、特別な福祉の措置を講ずる必要があることはいうまでもない。」

ここでは、社会福祉を生活保護法による経済保障としての国家扶助（貧困対策）と「個別処遇に属する」ものとを「明確に区別」し、「社会福祉の一環として取り扱うこと」としている。わが国の社会福祉の基本立法（いわゆる

「福祉六法」）は、生活保護法が法第一条の規定にあるように、「自立の助長」を目的に居宅において保護を行うことを原則としているのに対して、生活保護法以外の五法は対象の属性によって分類され、それぞれが施設への収容保護を最終手段とする制度体系になっている。すなわち橋本の表現を借りれば、「労働力の希薄なハンディキャップ層」を対象別に分類した制度体系になっており、先の古賀が指摘したように、勧告にいうところの「社会福祉」イコール「低所得者対策」とは言い切れない法律構造になっている。(注6)

さらに、勧告にいうところの「福祉の措置」とは「金銭給付と現物給付」さらに「個別処遇」など社会福祉実践ないしは方法の総称に「福祉の措置」という表現を用いており、勧告は、あくまで憲法第二五条の規定を前提にした具体的方策として「社会保障・社会福祉」を位置づけていることから、「福祉の措置」をその術語として使用しているものと思われる。しかし、実際の社会福祉行政は、機関委任事務を中心にした行政処分行為の体系としての「福祉の措置＝措置権の行使」して使用しており、この言葉のもつ意味合いが違っていると思われる。

しかしながら、この社会保障制度に関する勧告の意義として前出の佐藤は、以下の二点を挙げている。①憲法第二五条第一項の具体的にして、包括的な施策を内包する社会保障制度による生活保障の一つの道筋を示したものと考えてよい。②この勧告は、イギリスの戦後復興と生活再建にかかわるものであるとしても、わが国においてもその後の権利としての社会保障法制確立への法的指標となったことは否めない。(注7)

佐藤が指摘するように、社会保障全体としては不十分ながらも「権利としての社会保障法制確立への法的指標となったことは否めない」とする見解は筆者も同感できるが、「社会福祉」については、実際は「機関委任事務」という強力な中央集権的社会福祉行政を作り上げ、被措置者の権利性に至っては「法の反射的利益」程度のものでしかなく、被措置者の無権利性の問題は大きく禍根を残すことになる。

社会保障制度審議会による「社会保障制度に関する勧告」の今日的意義は、佐藤の指摘の第一にあるように、グローバリゼーション下の世界経済のもと格差・不平等の拡大と「現代の貧困問題」が次々に顕在化してくる今日にあって、国民の生活保障が包括的な社会保障制度体系が必要であることをすでにこの勧告が示していることである。(注8)また、佐藤の第二の指摘は、民主主義が変質し「自己責任」のみが強調され続ける今日の風潮にあって、社会的責任を誰が負うのか、国家の役割とは何か、という法治国家の根本を問うていることにある。「社会保障制度に関する勧告」とは、まさに国民の生活保障にとって「国家（の役割）とは何か」を国民に明らかにするその根拠を示したものである。

2　「医療保障制度に関する勧告について」と「国民皆保険」体制の確立

次に、この勧告を受けて、社会保障制度審議会は、六年後の一九五六（昭和三一）年一一月八日「医療保障制度に関する勧告について」を内閣総理大臣に提出する。この勧告の前文で「……現下における医療保障制度並びに国民生活の実情に鑑み、すみやかに医療保障制度の改善を行い、国民皆保険体制を確立する必要があると考える。」と述べ、①年次計画による国民健康保険の強制実施、②五人未満事業所を対象とする第二種健康保険の創設、③七割への医療給付水準引き上げを勧告した。

この勧告を受けて政府は、一九五七（昭和三二）年四月に国民皆保険推進本部を設置し、国民健康保険全国普及四カ年計画に着手し、一九五八（昭和三三）年三月①市町村による実施を義務づける、②療養の給付期間を三年とする、③保険医療機関をいわゆる二重指定制（保険医と保険医療機関の二重の指定）とする、④療養の給付への補助制度を国庫負担（二〇％）に改め、これとは別に調整交付金（五％）を創設するなどを主な内容とする「新国民健康保険法案」を国会に提出した。そして同年一二月に国会を通過し翌年一月から施行されることとなった。そして都市部の体制も整った一九六一（昭和三六）年四月に全国的に「国民皆保険」体制が完成した。(注9)

以上が「国民皆保険」体制確立までの簡単な経緯である。さて、ではこの「国民皆保険」体制をどのように評価すればよいのであろうか。まず、その前提的要件を確認しておきたい。近代の資本主義社会においては、生活自己責任の原則が貫かれており、傷病といえどもその治療やそれにかかる経費も自己負担が原則である。それが伝染病等社会の治安に係るものであり社会防衛の必要があるものについては公（国家）が関与する。これはそれぞれの国の事情による実施方法の違いはあっても、資本主義社会を原則とする国においては共通の課題であろう。

しかし、資本制経済社会の発展過程において、傷病と貧困の悪循環が、社会の存続・発展にとって重大な阻害要因として顕在化してくる段階で、傷病の回復に必要な医療を社会的責任で行おうとする制度が登場してくる。それを国家的に行うか、労働者同士の連帯責任として「所得の再分配」すなわち労働者保険という方法において実施するかは、その国の事情が反映してくる。そして、医療も国家扶助方式によるか公的保険方式にするかの方法を問わず、それを労働者本人からその家族へ対象を拡大し、またその給付内容や水準に改善を重ねていって、はじめて生存権保障を前提とした「社会保障としての医療給付制度」が実現してくる。これが「国民皆保険」の歴史的意義である。

では、一九六一（昭和三六）年に完成を見たわが国の「国民皆保険」による医療給付の性格はどのようなものであろうか。佐口は、医療保障とその方法である医療保険との関係について以下のように述べている[注10]。

「……つまり、医療そのものの概念が、単なる治療としてとらえるのみならず、予防、治療、アフターケア、リハビリテーションというものを含む、いわゆる包括的治療（Comprehensive Medicine）としてとらえられてきて、はじめて国民の健康が維持できる方向が必要になってくる。その意味においては、医療保障というよりは、むしろ健康保障といったほうが望ましいという問題ができてきているが、いまの日本の医療保険それ自体では、この健康保障の方向へは対応できないということを知るべきであろう。だが、それはそれとして、われわれとしては、現実の問題は、医療保障は医療保険が中心となっていることを知るべきであろう。」

佐口の指摘は、まさに古くて新しい問題の指摘である。結論から述べると医療保障が実質的に国民のための健康保障であるためには、「包括的医療」でなければならないということである。しかし、佐口の指摘するように現実的には医療保障は医療保険として実現しており、厳密には「疾病保険」としての国民皆保険であり、疾病の治療に対する費用を、国民皆保険という保険料の強制徴収方式（所得の再分配）で賄うことを基本とした制度体系であるといえる。

さらに言えば、国民皆保険で提供される「医療」は、保険診療でありながら医師の自由裁量を容認する出来高払いに対する診療報酬であった。つまり、患者一人にかかった医療費を、診療報酬制度で示された医療サービスの公定価格（診療報酬点数表）をもとに、出来高払いで行った診療評価を点数で表し、保険財源に請求する形を基本としていた。

問題は、請求する医療費のなかに医師等の人件費や設備・医薬品などの医業経営のための一切が含まれているという点である。

先の「社会保障制度に関する勧告」において、「医療の向上と公共化」を実現するために、医療従事者の生活保障を提言していたが、実際は、医療機関のほとんどが民間医療機関であったために、民間企業並みの経営管理を必要とされていた。しかし、医療機関は、景気に左右され、場合によっては倒産も余儀なくされる民間企業並みの経営はなじまず、より安定的な経営を図るために、公的保険によって強制的に徴収された保険料をその財源にあてるということで、国民皆保険制度が実現している。

つまり、問題は、国民皆保険制度によって日本の医療は公共的・公共性が確保されているようにみえるが、実際は、医療を担う民間企業を公的保険がその経営基盤を支えていたということであって、すでに医療は元々市場化されている分野である。

しかも、当初は、医師の自由裁量のもとでの「出来高払い方式」で請求されていたために、診療報酬がいったい何に使われているのか、まさに闇の中であり不透明極まりない状況であった。この闇を利用して暴利を貪った医療機関や、さらには診療報酬の不正請求、薬価差益等不労所得を当てにした経営体質など、反公共的な事案は膨大な数に上っている。つまり、国民の消費者心理は「安くて良いものを」があるが、医療に関しては「高くて粗雑なものを」買わされても文句すら言えず、会計窓口で医療費を支払った患者が「ありがとうございます」という、一般商品市場ではあり得ない風景が一般化していた。

現在では、湯水のごとくあった医療財源は遠い過去のこととなってしまい、つねに財源の危機が叫ばれる状況となると、限られた医療財源をどのように分配するかが非常に重要な課題となってくる。医療保障の理念からすれば、つねに国民目線で提供されるべき医療の内容が確定されるべきであろうが、これは理想論である。実際は、診療報酬改定時に暗躍するステークホルダーが利益誘導型の医療費配分を行っている。

この原因を突き詰めて考えてみると、国民皆保険で保険料は平等を原則に強制的に徴収されているが、医療提供には平等性を担保するものが何も存在していない。別の表現をすると「医療のナショナル・ミニマム」がないということに尽きる。すなわち、市場化されている医療に歯止めをかけるものが何も存在していないということである。

3　日本的雇用慣行の特殊性と「国民皆保険」の機能・限界

ここでは、「日本的雇用慣行」の特殊性について、社会保障・社会福祉制度体系の関連性において把握しておきたい。日本的雇用慣行とは、戦時統制経済下の経済システムが戦後も引き続きガバナンスとして高度経済成長期を支えた日本的労使関係を指す。つまり、このガバナンスは、資本主義社会でありながら平等や共生を追求することにおいて社会主義的な労務管理と評される労務管理形態が、日本的雇用慣行として理解されている。

さて、日本的雇用慣行とはどのようなものであるか整理をしておきたい。

野口は、「成長（高度経済成長）のエンジンとなった『日本型企業』」と題して、次のような特徴を上げている。まず、「終身雇用」、「年功序列賃金」「企業別労働組合」の三つを挙げ、とくに企業別労働組合については、「属人給と企業別労働組合のため、経済の構造変化や技術革新によって特定の仕事が不要になっても、企業内での職種転換による柔軟な対応が可能であった。労働者は新しい技術に対して拒否的態度を示さず、経営者は、新しい技術の導入をめぐる労使紛争に煩わされることは少なかった。さらに、労働力の定着率が高いため、企業内訓練によって新しい仕事に対応して生産性を高めることも可能となった。」と述べている。(注11)

この三つの特異性が、共同体としての企業を形成し、以下のような特徴を生み出してくる。ひとつは、「従業員は滅私奉公的に企業に忠誠を尽くすことによって、企業の中で昇進し、経営陣に入ることができる。」今ひとつは、企業は従業員に対して、様々な福利厚生サービスを提供し、企業内職業訓練、定年後の再就職の斡旋、診療所、保養施設、社宅など、従業員の生活全体を覆う存在になっていた。このような性格を野口は「……こうして、日本的企業における企業と従業員との関係は、単なる一時的な労働契約ではなく、運命共同体的な性質を帯びている。個人の生活のすべてが、会社の盛衰に依存しているのである。このため、企業は株主のものと言う意識はほとんどなく、労使双方で企業を共同物として協調的に支えてゆこうとするシステムとなっている。」と述べている。(注12)

野口の指摘からもわかるように、欧米にはない「共同体としての企業」とそれを支えた日本型の「労使関係」との関係のなかで、日本の社会保障制度体系を見ていく必要がある。佐口はこの点について以下のように述べている。

「日本の場合には、健康保険という名で疾病保険が出発しているが、やはりその限りでは、傷病手当金、つまり傷病による賃金の喪失に対応する所得保障というのが制度の中心であったはずである。けれども、日本の企業における家族主義的な経営、それに基づく労使関係の中においては、労使の慣行制度として、傷病による欠勤等の場合においては、無断欠勤などでない限りは、月給制によって賃金は事実上支払われている。あるいはまた長期療養による求職であっても、昔は労使慣行、現在では協約等になって、かなり長期間にわたって休業保障が企業それ自体によって行われている。こういう関係があるので、日本の健康保険は本来の疾病保険としては非常に小さく、疾病に対する費用の割合にくらべて傷病手当金の額はきわめて小さい。健康保険といえばこれはまさに医療を現物で受けるものだという理解に立ってきたし、現在でもそういう方向に動いている。」(注13)

この指摘は、わが国の高度経済成長を支えたといわれる日本的雇用慣行、すなわち年功序列型賃金体系、終身雇用制、企業別労働組合という日本独特の労使関係が、俗に「護送船団方式」と呼ばれる企業集団を形成し、国家が「行政指導」という形で介入する官僚国家を形成したわが国独特の国家形態であった。その結果、当時の状況をして階層間格差の小さいことを理由に社会主義国家と穿った見方もされていた(注14)。

つまり、第1章でも検討したようにいわゆる「連続・非連続の視点」でみたときに、戦前の家族制度そのものはGHQの占領政策によって解体されたものの（非連続）、その精神は日本的雇用慣行に蘇り（連続）、「共同体としての企業」が戦後日本の高度経済成長を支えたことは疑うことのない事実である。

4　小規模な医療保障制度と消極的な社会福祉制度

以上のことから、先にみた「社会保障制度に関する勧告」の理念は、確かに生存権保障という理念に基づいた福祉国家実現の方法として社会保障制度を位置づけ、その一躍として「国民皆保険」が誕生したという経緯ではあっても、実質は疾病保険を中心に体系化された「国民皆保険」であり、それは日本的雇用慣行を補完する程度の限定的な機能であるということがわかった。

では社会福祉制度体系はどうであろうか。これも日本国憲法第二五条の第二項の条文に盛り込まれ、生存権保障のための国の義務を具現化する手段を規定している。しかし、これも措置制度として体系化されており、被措置者の人権は「法の反射的利益」程度の極めて消極的なものである。ここに戦後数々の社会保障裁判の争点が存在している。

確かに、国民皆保険制度は、「生存権保障」実現ための医療保障を、保険と扶助を組み合わせて医療の平等原則（いつでも、どこでも、だれでも）を実現している制度体系であるようにみえる。しかし、先の佐口の指摘にもあるように、医療保障の大きな役割である疾病時の所得保障は、その大部分を日本的雇用慣行に依拠し、国民皆保険下の健康保険制度は疾病の治療にかかる「医療費」の軽減を主たる目的とした制度体系になっている。その意味では、先に述べたように医療保障としての「包括的医療」という概念で制度体系が確立しているわけではなく、実態としての医療保障は「治療」にかかる治療費に限定されていると言わざるを得ない。

ところが、「治療」という概念を厳密にみると、「治る」こと、「治癒」することを予見された概念であり、「治らないこと」、「治癒しないこと」を宣告された患者等は、この制度体系から排除される傾向にあることは否めない。実際に特定疾患等希少疾病でしかも治療法の確立していない疾患については、入院医療・病院医療から排除され在宅療養を余儀なくされている患者も多く存在する。また第Ⅱ部で詳しく検討するが、二〇〇〇年代に入り介護保険制度の施行に合わせて「医療と介護の連携」という政策的スローガンとともに慢性疾患等による長期療養患者も病院医療から排除され介護保険施設へ移行させられている。

戦後の社会福祉制度体系は、中央集権的な「措置制度」体系という行政サービスであり、「選別主義」に基づいた貧困救済対策が色濃い制度体系であった。しかしながら、医療は、日本国憲法第二五条を具現化する社会保障制度体系として制度化され、国民皆保険が制度的に実現したことによって、疾病の治療に限定されてはいるが、医療の平等性を確保するために「普遍主義」的な制度体系として建前上完成をみている。しかし、先にみたように医療機関も資本の論理が貫徹している現場であることから、医業経営の観点から合理化や効率化はつねに行われている。その象徴が「社会的入院」という造語である。(注15)

「普遍主義」対「選別主義」の議論は、古くて新しいテーマでもあるが、わが国の場合、ベバリッジ報告を範とする福祉国家の理念の制度的実現手段としての「社会保障制度」と、伝統的な家族観に支えられた社会福祉制度の中央集権的な「措置制度」を中心に据えた行政サービスとの関係性は、その基礎にある価値観の相違から容易に埋められない深くて大きな溝が存在している。したがって、医療から排除された患者群に対して社会福祉制度がどのように関与してきたのか、あるいはどの部分に関与して来なかったのかが、つねに社会問題化する宿命を帯びている。

この医療から落ちこぼれ、なおかつ社会福祉制度にも疎遠な患者の受診・受療を支援してきたのが、医療ソーシャルワーカーであった。この実践活動は、戦前から存在し現在も続いている。この日本の医療ソーシャルワーカーの果してきた歴史的役割を考察するとき、日本の医療と社会福祉の狭間が鮮明になる。不十分ではあるが第Ⅲ部に医療福祉実践の現状を考察する予定であるので、参照されたい。

さて、本論のまとめとして、孝橋と川上の「低医療費政策」という概念から若干の考察を行っておきたい。

孝橋は、「……ここに低医療費政策というのは、患者にとって良い医療を安い費用で提供するという意味ではなく、資本にとって利潤からのマイナスにならないよう、安上がりのコストですませることができるような医療方針を国の政策として実施することを意味している。(注16)」と述べており、この「低医療費政策」から排除された患者や疾病群を、孝橋は「社会問題としての疾病」と表現し、その社会問題の担い手の対策が医療社会事業であると規定している。

また、川上は「低医療費政策」の概念について「医療という本来公共投資すべきものを、自由開業医制を媒介として患者・市民に転嫁してきた政策」と定義している。さらに川上は、この低医療費政策を背景に「福祉の医療化」という表現を用いて「社会政策・社会事業の一環として本来扱うべきものを医療に転嫁し代替してきた政策」とも規定している。(注17)

つまり、「低医療費政策」とは、医療に対しては公的投資は極力控え、保険財源と医療機関の民間企業並みの経営努力を期待するという意味であり、その経営努力の結果、排除された患者群が孝橋のいう「社会問題としての疾病とその患者」であり、川上の「福祉の医療化」という用語を使うならば、逆に経営の安定化を図るために取り込まれた患者群が「社会的入院」患者ということになる。

5　おわりに

日本は、戦後早くに欧米の福祉国家に範を求め、医療保障が国民皆保険体制として実現した国であったが、実際は日本的雇用慣行に依拠し、疾病保険として医療費の保険給付に限定した制度として出発した。しかし、実際の医療提供は、出来高払いの診療報酬や民間医療機関を中心とした自由開業医制を容認するなど、保険診療体制ではなく自由診療体制であった。

この矛盾が、後に暴利を貪る民間病院の実態など様々な医療問題を醸成していく温床となってしまった。早々に市場化した医療分野から排除された疾病群と患者群が、医療福祉実践の対象となるが、当然のことながらそのことを予定した社会福祉制度体系ではないために、医療からも社会福祉からも阻害された患者群が医療ソーシャルワーカーの眼前に登場する日々が今日まで延々と続いている。

【注】

（1）厚生省「社會保障制度えの勧告」米國社會保障制度調査團報告書　Report Of The Social Security Mission 1948.7.13 SCAPIN 5812-A。覚書の原文は章末資料1を参照。

（2）勧告の要点については、C・F・サムス、竹前栄治編訳『DDT革命─占領期の医療福祉政策を回想する─』岩波書店、一九八六、三五四頁参照。

（3）社会保障制度審議会「社会保障制度に関する勧告」昭和二五年一〇月一六日。章末資料2（原文）参照。

（4）佐藤進「社会保障政策と立法─戦後の政策の推移と法の動向からみて─」石本忠義・上村政彦・桑原昌宏・小室豊允・坂本重雄・橋本宏子編『社会保障の変容と展望』勁草書房、一九八五、五頁。

　佐藤は同論文において、以下のこの時期の動向を以下のように評している。「いずれにしても、このような問題（戦前からの家族制度、それと深く結びついた地域的な共同扶助制度、出稼ぎ型＝家計補充型賃労働に支えられた企業内労使関係制度など）を内包しつつも憲法第二五条Ⅰ・Ⅱ項を法的指標として、権利としての社会保障法形成の歩みを展開したことは否めない。そして、この権利としての社会保障法形成は、当時の受益者の経済的、社会的力関係を反映して、専ら公費負担を中心とした権利としての生存権保障、社会保障権の強調があったことは否めないのである。」（傍点は筆者が付す）（六頁）。

（5）古賀昭典「第一章社会保障の意義」古賀昭典編著『第二版社会保障論』ミネルヴァ書房、一九九五、五頁。

（6）橋本宏子『老齢者保障の研究─政策展開と法的視角─』総合労働研究所、一九八一、一六三頁。老人福祉法の性格「……老齢者のような労働力価値の希薄なハンディキャップ層を、生活保護法の範囲から除外し、老人福祉法の名のもとに、その処遇を現状の生活保護法以下の水準に固定化する『生活保護人員の量的削減対策』の方向で機能することになったとみることができる。特に、この期における労働力流動化政策が稼働能力のあるものの生活保護打ち切りを促進したこともあって、この頃から、生活保護受給者の非稼働化が進み、生活保護のもつ『産業予備軍』としての機能は、失われつつあったことを考え合わせると、不安定階層対策としての社会福祉法は、少なくとも結果的には、経済のひずみ是正を目的とする低所得層対策というより、福祉国家イデオロギーをささえとしつつ、労働力流動化政策に対応するところの労働力のないものの『劣等処遇』対策としての役割を担ったと判断せざるを得ない。」（傍点は筆者が付す）。

(7) 注４に同じ。

(8) 「現代の貧困問題」については、岩田正美『現代の貧困―ワーキングプア、ホームレス、生活保護―』ちくま新書、二〇〇七。を参照した。「……お金がない、という意味での貧困が、貧困ラインの上や下（アップ・アンド・ダウン）として把握できるとすれば、社会的排除は通常の社会関係への組み込まれと排除（イン・アンド・アウト）として描かれうる。」「……九〇年代に急増した日本のホームレスは、『格差社会』論議やニート、フリーター問題に先駆けてこの社会の変容を具現し、貧困という形で路上に出現したものである。」（一〇八頁）。

(9) 社会保障制度審議会「医療保障制度に関する勧告について」昭和三一年一一月八日　章末資料３（原文）参照。この勧告から国民皆保険に至る経緯については、厚生統計協会編「保険と年金の動向　二〇一〇／二〇一一」第二章　医療保険制度、二〇三頁～二〇四頁。

(10) 佐口卓「社会保障における医療保障」沼田稲次郎・松尾均・小川政亮編『社会保障の思想と権利』労働旬報社、一九七三、一八一頁。包括的医療とは、予防、治療、リハビリテーションの三層の医療が医療保障の範疇にあるということであり、それが国民皆保険によって、国民すべてを網羅する平等原則で実現するという壮大なスケールを意味する。しかしながら、佐口も指摘するように、当時は日本的雇用関係＝労使関係によって、医療保障の範疇にまで踏み込んだ手当が日本的雇用関係＝労使関係のなかに実現していた。結局のところ今日の目線でみると、この日本的雇用慣行がカバーしていたいわゆる従業員に対する「福利厚生」がほとんど当てにならなくなり、しかも少子高齢社会における負担と給付の極めてアンバランスな状況にあって、国民皆保険がカバーする保障が極めて脆弱になってしまったのが今日的状況であろう。

(11) 野口悠紀雄「第六章高度成長と四〇年体制（一）―企業と金融―」『新版一九四〇年体制―さらば戦時経済―』東洋経済新報社、二〇〇二、九四頁～九五頁。

野口は「閉じ込められた労働者?」で次のように述べている。「日本型雇用慣行は、労働者がよりよい条件を求めて他の企業に移る権利を奪ってきたといえる。」（九八頁～九九頁）。この指摘は、産業の空洞化と言われて久しい時間が経過しているが、グローバリゼーション下の今日的状況にあって、日本型雇用慣行の弊害はあまりにも大きいと言わざるを得ない。

(12) 注11に同じ。九六頁。

(13) 注10に同じ。一八二頁。

(14) 雨宮昭一は、「岸信介と日本の福祉体制」（「現代思想」二〇〇七．一　青土社）という論文のなかで、次のように述べている。「……すなわち、福祉や、社会保障が、社会主義勢力や社会民主主義の勢力のイニシアチブではなく、国家社会主義を有する官僚や軍部＝国防国家派によって上からつくられた事である。」。日本が階層間格差の少ない、しかも家族的な企業などを評して資本主義国家でありながら社会主義国家を彷彿させる格差の小さい国を評されるゆえんであるが、当時の政治状況には雨宮が述べるような状況があった。

(15)　山路克文『医療・福祉の市場化と高齢者問題―「社会的入院」問題の歴史的展開―』ミネルヴァ書房、二〇〇三。「第Ⅲ部医療商品化と高齢者問題」「第七章　第二次医療改正と『社会的入院』問題」において、筆者の医療ソーシャルワーカーの経験に基づいて、当時の民間病院の経営方針であった「退院促進と平均在院日数の短縮」によって、どのように社会的入院患者が病院から排除されていくかその実態について論じた。

(16)　孝橋正一「第一章　医療社会事業の原理と課題」医療社会問題研究会編『医療社会事業論』ミネルヴァ書房、一九七一、一頁。

(17)　川上武・小坂富美子『戦後医療史序説―都市計画とメディコ・ポリス構想―』勁草書房、一九九二、二八頁～二九頁。

【章末資料1】

連合国軍最高司令部より日本政府への送達書

AG三一九、一（四八、七、一三）PH

SCAPIN五八一二―A

日本政府に対する覚書

主題　日本社会保障に関する調査団報告の件

一、日本政府並びに各種民間団体よりの、社会保障に関する助言と指導要請に基き、その分野に於ける学識経験を有する人々より成る特別調査団が、調査及び検討を行ひ、日本国民の為の適正なる社会保障計画樹立の助けとなるべき結論並びに勧告の報告を提出する目的をもつて、連合国軍最高司令官により、日本へ招聘せられたのである。

二、右調査団が提出した報告書の写しを、茲に日本の現存社会保障制度の改革計画並びに実行に際しての、日本国民の参考及び指導の書として授与する。民主々義思想に基き、国の資源の許す範囲に於て、綜合的且つ適切な社会保障制度を保持する事は、日本国民にとり、望ましい目標であると考へる。

三、報告書中、組織機構並びに運営責任の移譲に関する勧告は、この問題に対しての、一方途を示すものである。徹底的究明と実験に基き、この報告中に述べられたもの並びにその他の方途が、世界の諸方面に於て発展し、成功裡に適用され来ったのである。

四、社会保障実現の具体的方法並びに計画は、日本の現状にてらし、且つ又日本の社会に於て最も関係を有する人々の立場において、決定せらるべきである。

五、此の計画の根本的改革の実現の方法に関しては、総司令部関係各部局と日本政府関係各官庁との直接折衝を許可する。

最高司令官代理

Ｒ・Ｍレヴィー

高級副官　陸軍大臣

マッカーサー元帥声明

連合軍・極東派遣軍最高司令部

ＡＰＯ　五〇〇

社会保障制度調査団報告書は、日本国民に、社会保障の健全なる基礎を提供するための援助を行ふべく、連合軍・極東派遣軍最高司令官部関係各部局、並びに日本政府関係各官庁及び係官の、研究・分析のための参考文書として、受納せられた。民主々義思想に基き、国の資源の範囲に於て、日本に広汎にして且つ適切な社会保障制度を保持する事は、承認せられたる占領目標である。

社会保障制度調査団一行の、好意ある時と労力の奉仕に対し、謝意を表するものである。きわめて価値ある報告書に対し、連合軍各国よりも感謝するところである。

元帥・ダグラス　マッカーサー

【章末資料2】

社会保障制度に関する勧告（抄録）

昭和二十五年十月十六日
社会保障制度審議会会長発内閣総理大臣宛

社会保障制度に関する件

本審議会は客年五月審議会の設置と同時に社会保障制度に関して慎重審議を行ってきたが、現下の社会経済事情並びに日本国憲法第二十五条の本旨に鑑み緊急に社会保障制度を整備確立するの必要ありと認める。よって、本審議会は、政府が直ちに社会保障制度の企画、立法を行うよう社会保障制度審議会設置法第二条第一項の規定により、別紙のとおり勧告する。

なお、社会保障制度は各省庁の所管事務にまたがり、これが統一整備の事務は複雑ぼう大であるから、政府は新制度の実施準備のため速かに独立の企画機関を設けるよう御配慮せられたい。

昭和二五年一〇月一六日

社会保障制度審議会会長

大内兵衛

内閣総理大臣　吉田　茂殿

序　説

時代はそれぞれの問題をもつ。

敗戦の日本は、平和と民主主義とを看板として立ちあがろうとしているけれども、その前提としての国民の生活はそれに適すべくあまりにも窮乏であり、そのため多数の国民にとっては、この看板さえ見え難く、いわんやそれに向かって歩むことなどはとてもできそうではないのである。問題は、いかにして彼らに最低の生活を与えるかである。いわゆる人権の尊重も、いわゆるデモクラシーも、この前提がなくしては、紙の上の空語でしかない。いかにして国民に健康な生活を保障するか。いかにして最低でいいが生きて行ける道を拓くべきか、これが再興日本のあらゆる問題に先立つ基本問題である。

問題はそれぞれの解決法をもつ。

貧困の問題は旧い問題である。旧い日本ですら、それぞれの時代においてそれの貧乏退治の方法をもった。このことはわれわれの民族のヒユマニチーの歴史が十分に実証するところである。けれども、同じ旧い問題でもその解決の方法は、今日においては、全く別のものでなくてはならぬ。というのは、いまや人間の生活は全く社会化されておるからであり、またその故に国家もまたその病弊に村して社会化された方法をもたねばならぬからである。すでに外国においては、いわゆる社会保障の制度が著明な発達をとげているのはこのためであって、国によっては、「ゆりかごより墓場まで」すべての生活部面がこの制度によって保障されているとさえいわれる。日本でもこういう制度なくして、この問題が解決できるとはいえない。そしてその証拠には日本でもすでに久しくその嫩芽はあるのである。要するに貧と病とは是非とも克服されねばならぬが、国民は明らかにその対策をもち得るのである。

いまやわれわれは力をつくして問題の解決にすすまねばならぬ。

こういう当面の事態のもとに、わが社会保障制度審議会は一年半にわたる勤勉な努力をつづけて、日本におけるこの問題を研究し、ついに日本において直ちに実施し得べき案を立てた。われわれは、これを以て、日本の当面する最大の問題について現在の日本において得られる最善の案であると信ずる。諸君！　諸君は私のこの言を以て笑うべき妄語とするなかれ。なぜならば、わが審議会四〇幾人はこの道のエキスパートであって、その人々の意見はほぼすべてここに盛られているからだ。またさらに、多くの国民の声がこのうちにとり入れられてあるからだ。こういえば、諸君は直ちに、それにしてもお前のことばは大言にすぎるというであろう。そうだ。それは私も知っている。実のところ、私は、一応かくいうことによって、読者諸君の好奇心をそそりたいのである。そして諸君の批判を挑発したいのである。そこで諸君！　私をしてもう一段進んでわれわれの真意を語らしめよ。われわれ審議会は、ここに一応の審議を終え、一応の成案を得たとはいえ、これによって問題が解決したなどとは決して思っていないのであり、われわれの前途はなお多難であると思っているのである。そこで、われわれは本案についてひろく天下の批判を仰ぎ、またなるべく全国民の同意を得、その力によって、日本における社会保障制度が、一歩でも前進することをのぞみたいのである。

昭和二五年一〇月一六日

社会保障制度審議会会長　大内兵衛

社会保障制度に関する勧告

日本国憲法第二十五条は、(1)「すべて国民は健康で文化的な最低限度の生活を営む権利を有する。」(2)「国は、すべての生活部面について社会福祉、社会保障及び公衆衛生の向上及び増進に努めなければならない。」と、規定している。これは国民には生存権があり、国家には生活保障の義務があるという意である。これはわが国も世界の最も新しい民主主義の理念に立つことであって、これにより、旧憲法に比べて国家の責任は著しく重くなったといわねばならぬ。

いうまでもなく、日本も今までにいろいろの社会保険や社会事業の制度をもっている。しかしながら、そのうちには個々の場合の必要に応じて応急的に作られたものもあって、全体の制度を一貫する理念をもたない。その上長年にわたるインフレーションはこれらのどの制度をも財政難におとしいれその多くはいまや破綻の状態にある。しかも戦争は国民の生活を極度に圧迫して、いまや窮乏と病苦とに耐えないものが少くない。ことに家族制度の崩壊は彼等からその最後のかくれ場を奪った。

社会保障制度審議会は、この憲法の理念と、この社会的事実の要請に答えるためには、一日も早く統一ある社会保障制度を確立しなくてはならぬと考える。いわゆる社会保障制度とは、疾病、負傷、分娩、廃疾、死亡、老齢、失業多子その他困窮の原因に対し、保険的方法又は直接公の負担において経済保障の途を講じ、生活困窮に陥った者に対しては、国家扶助によって最低限度の生活を保障するとともに、公衆衛生及び社会福祉の向上を図り、もってすべての国民が文化的社会の成員たるに値する生活を営むことができるようにすることをいうのである。

このような生活保障の責任は国家にある。国家はこれに対する綜合的企画をたて、これを政府及び公共団体を通じて民主的能率的に実施しなければならない。この制度は、もちろん、すべての国民を対象とし、公平と機会均等とを原則としなくてはならぬ。またこれは健康と文化的な生活水準を維持する程度のものたらしめなければならない。そうして一方国家がこういう責任をとる以上は、他方国民もまたこれに応じ、社会連帯の精神に立って、それぞれその能力に応じてこの制度の維持と運用に必要な社会的義務を果さなければならない。

しかしこういう社会保障制度はそれだけでは、その目的を達し得ない。一方においては国民経済の繁栄、国民生活の向上がなければならない。他方においては最低賃金制、雇傭の安定等に関する政策の発達がなければならない。

しかし、わが国の貧弱な財政の下においてはこれらすべてを一時に実現することは困難である。

社会保障制度審議会は上述の見地において、下記の如き社会保障制度案を作成した。もとより社会保障の本来の目標を距ることは遠いけれども、今日において、この制度のスタートを切ることは絶対の必要であり、また少くともこの程度のことをやらなければ、当面する社会不安に対する国家の責任を果すことはできない。当審議会は政府が即時全面的にこの制度を実施するよう勧告する。

なお、この制度の実施には官庁の廃合、医療及び医薬の科学性と公共性を発揮せしめ得るような制度の改革を予定しており、当然に行政の科学的管理と専門職員の養成とが要請せられる。また、年金の積立金その他必要資金は頗る巨額に達すべきをもって、その運用については民主的制度が考案さるべきである。われわれはこれらについても政府の賢明な勇断と慎重な用意とを期待する。

目　次

第四編　社会福祉
　第一節　社会福祉機関
　第二節　福祉の措置
　第三節　費用の負担
第五編　運営機構及び財政
　第一章　運営機構
　　第一節　中央及び地方行政機関
　　第二節　権利の保護の機関
　　第三節　附属機関
　第二章　財　政
補　則

総　説

一、国民が困窮におちいる原因は種々であるから、国家が国民の生活を保障する方法ももとより多岐であるけれども、それがために国民の自主的責任の観念を害することがあってはならない。その意味においては、社会保障の中心をなすものは自らをしてそれに必要な経費を醵出せしめるところの社会保険制度でなければならない。

二、しかし、わが国社会の実情とくに戦後の特殊事情の下においては、保険制度のみをもってしては救済し得ない困窮者は不幸にして決して少くない。これらに対しても、国家は直接彼等を扶助しその最低限度の生活を保障しなければならない。いうまでもなく、これは国民の生活を保障する最後の施策であるから、社会保険制度の拡充に従ってこの扶助制度は補完的制度としての機能を持たしむべきである。

三、しかしながら、社会保障制度は前述のような措置だけではいけない。更に、すすんで国民の健康の保持増進のために公衆衛生に対する行政や施設を同時に推進しなければならない。更にまた、国民生活の破綻を防衛するためには社会福祉行政も拡充しなければならない。社会保障制度は、社会保険、国家扶助、公衆衛生及び社会福祉の各行政が、相互の関連を保ちつつ綜合一元的に運営されてこそはじめてその究極の目的を達することができるであろう。

第一編　社会保険

一、保険制度によって社会保障を行う方法にはいろいろあるけれども、今日の経済事情の下においては、すべての国民に対しすべての事故に備える十分な制度をつくることは不可能であるから、本案においては、国民の労働力を維持するとともに全国民の健康を保持することに力点をおき、わが国現在の各種の社会保険制度を統合してそれぞれの原因に対して給付の拡充と負担の公平をはかることを企図した。

二、現行の健康保険法、国民健康保険法、国家公務員共済組合法、船員保険法、厚生年金保険法、失業保険法及び労働者災害補償保険法による各制度はすべて本案による社会保険のそれぞれの部門に吸収する。

【章末資料3】

医療保障制度に関する勧告について（抄録）

昭和三十一年十一月八日

社会保障制度審議会会長発内閣総理大臣宛

本審議会は、昨年以来、わが国の医療保障問題について慎重なる検討を行ってきたが、現下における医療保障制度ならびに国民生活の実情にかんがみ、すみやかに医療保障制度の改善を行い、国民皆保険体制を確立する必要があると考える。よって本審議会は、政府が直ちに医療保障制度に関して、諸改革を行うよう社会保障制度審議会設置法第二条第一項の規定により、別紙のとおり勧告する。

目　次

前　文

前　文

一、医療保障の現状

さきに昭和二十五年十月、本審議会は、社会保障制度に関する全般的な構図を作成して、これを政府に勧告した。その後六年の間に、これについて果してどれだけの進展が図られたであろうか。他の部門はしばらくおき、ここにとりあげようとする医療の面に限定して観察するに、国民健康保険については、昭和二十八年度より給付費の二割に相当する国庫補助制度が採られることとなったが総じて従来の赤字財政を解決するに至らず、したがって給付の改善も行われず、その普及割合は対象となるべき国民のおよそ半ばをこえたに過ぎない。健康保険にあっては、給付期間の延長、抗生物質の大巾採り入れなど、給付改善が行われたが、適用範囲の拡張は、わずかに、日雇労働者に対して、給付費の一割に当る国庫負担を得て、健康保険を下回る制度が創められた程度である。しかも中核をなす政府管掌健康保険は、近年赤字に苦しみ、その解決策について未だに目鼻のつかない状態にある。

一方、貧富の開きの拡大とともに、生活保護法による医療扶助を受ける者は、年年増加して、その財政負担は二百億円に達せんとし、また昭和二十六年制定された画期的な結核予防法も、地方財政窮迫の直接的影響を受けて、その実績にみるべきものが乏しい。

とくに注目すべきは、医療における、機会の不均等である。疾病が貧困の最大原因であることを思い、生命尊重の立場に立つならば、教育と並んで、医療の機会均等は最優先的に重視されなければならぬ。しかるに、古くからの懸案である無医村の解消には、はかばかしい進捗もなく、医療機関の編在も是正されず、政府はいたずらに少数の優秀病院の設立維持のみに重きをおいているとさえいわれる。また、医療費の高騰と低所得者の増加から、大病にかかった場合には、一時に必要な自己出捐をすることはほとんど不可能となっているのに、医療扶助にも該当せず、いかなる医療保険からも締め出されている国民が、全体の三分の一もとり残されている。すなわち、単に零細企業に雇用されているということだけで、健康保険の適用から除外されているものが、今日なお三百万人もある。その家族を合わすと、その数は恐らく一千万人に達するであろう。また、その居住する町村が国民健康保険を実施していないため、被用者以外でなんらの医療保険にも加入できない人びとも二千万人はあると推定される。この現状は、公平の見地からみても寒心に堪えないものがある。

また、このような機会不均等は、社会正義の立場からも、到底見逃しがたいものがある。最近国民皆保険の声が天下に高まりつつあるのも、これを裏書するものにほかならない。社会保障の分野としては、年金、母子福祉をはじめ、相当立ち遅れている部分があるにかかわらず、この際本審議会が、あえて医療保障の問題を強くとり上げたゆえんは全くここにある。

二、国民皆保険への途

そこで、当審議会は政府に対し、まずつぎの二つの施策を直ちに実現することを要請する。

すなわち、第一に、たとえその給付水準については、現行健康保険にいささか劣るものがあるとしても、被用者五人未満の零細事業所に対しても健康保険を実現すること、第二に、年次計画をたてて、すみやかに国民健康保険の設立を強制化する方途を講ずることである。そして、これこそまさにわれわれが望んでやまぬ国民皆保険への第一歩であることは忘れてはならぬ。

つぎに、健康保険系統に属する国民と、その他の国民（国民健康保険をふくみ医療扶助を除く）との間における病床の利用率の開きは、ほとんど五対一といわれている。これを医療費一人当り年額についてながめると、政府管掌健康保険の被保険者は六、五〇〇円、同被扶養者は二、〇〇〇円、日雇労働者健康保険の被保険者は三、五〇〇円、同被扶養者は一、〇〇〇円、国民健康保険においては総平均一、三〇〇円、これらに属しない国民の分はおよそ七〜八〇〇円程度と推定される。この数字は、とりも直さず医療保険を持つものと、持たないものとが、医療に対していかに不公平な立場におかれているかを示すものであるが、同時に、また、健康保険の被保険者と被扶養者および国民健康保険の被保険者との間における保険給付のアンバランスをも示唆している。とくに、国民健康保険については、その給付範囲がせまくその給付率が低いため、貧しい人びとは、ただいたずらに保険料を掛け捨てする結果となっているという非難を耳にするが、まことに故なきではない。

そこで、当審議会は第三に、国民健康保険の被保険者についてはもちろんのこと、健康保険の被保険者の家族についても、その医療給付率は少なくとも七割に引上げることを強く要請したい。

もちろん、いずれの形にせよ、全国民がもれなく医療保険に加入させる制度を確立することは、決して容易なわざではない。国民健康保険が現在の普及の程度にとどまり、健康保険が被用者五人未満の事業所に拡張されないことについては、それなりに十分な理由の存するところである。したがって、国民皆保険を実現するためには、これらを一つづつ具体的に解決して行かなければならないのである。もちろん、法律を制定し予算をふやすことが、絶対に必要であるが、とくに強調したいのは、まずなによりも、政府、保険者、医療担当者、事業主、被保険者、いな国民のすべてが、社会連帯の精神をもってこれが実現に全力を注ぐ覚悟が必要であるということである。

三、結核対策の確立

近年における国民死亡率の著しい低下、余命年数の飛躍的な延長は、まことに目をみはるべきものがある。そして医療保険の普及活用が、この結果に対して与って大いに力あることも、全く疑を容れない。しかしながら、ただ結核については、その死亡率が驚くべき減少を示したにもかかわらず、患者数においては依然としてその数を減ずる傾向だにも示されていない。さきに述べた健康保険の赤字も、また一つには、この膨大な結核患者数とこれに対する化学療法その他の新しい治療法や薬剤の発見による医療費の著しい膨脹に基づくものであることは争いのない事実である。もちろん、これについては、結核に対する国の施策がきわめて微温的であり、しかも行政的にも、また資金的にも、一貫したものがないことにも基づく点を指摘しておく必要がある。しかもそのため、医療保険の枠内にあるものはともかく、その枠外に放置されている人びとに至っては、全く生活不安のどん底に呻吟しつつあるというのが偽らざる現状である。かかる現状にかんがみ、当審議会はすでに昭和三十年三月政府に対して「結核対策の強化改善に関する勧告」を行っているのであるが、政府はあえてこれを顧みようとはしない。よってここに改めて抜本的な結核対策の樹立を要請する次第である。すなわち、結核の予防と治療を通じ、行政的にも資金的にも、一貫した施策を行うために、特別の機構を設けるとともに、さし当って必要な臨時調整的な措置を直ちにとることを強く要望している。

四、財政計画へ織りこめ

もちろん、これら四つの要請を実現するに当っては、医療行政の監督、運営はもちろん、すすんではまた診療報酬支払制度、保険医制度、医療機関、医薬品などについても、思い切った施策が必要であることはいうまでもない。

また、国の財政負担についても相当の増額は当然に覚悟されなければならない。同時にまた、これらの負担は、今後の財政計画のなかに具体的にこれを織りこむ必要がある。もちろん、これらの支出は国民の貴重なる血税の再分配であるから、もっとも公平かつ有効に配分されるべきことも議論の余地がない。その意味において、医療保険における幾多の不正不当、無駄な支出、医療費の合理化等についても、とくに積極的な対策が不可欠である。いずれにしても、この際とくに明らかにしておきたいのは、これらの支出は、結局は国民生活の基本に直結するものであり、すでに具体的に顕著な効果をあげているのであって、財政が受持つ所得再分配の役割からいっても、他の経費を差し繰っても、もっとも優先的に採り上げられなければならないものであるということである。この点については、政府は根本的に頭の切替えを要するであろう。

終戦以来十一年、ようやくにして戦後復興経済の段階を脱却したわが国は、新憲法の掲げる福祉国家の目標に向って、新たなる巨歩を踏み出すべきまたとない好機に直面している。これまでは、戦災の復旧、生産の回復、自立経済の確立に主力を注がざるを得なかったため、国民の所得再分配ないし社会保障の面がかなり不十分となったことも、あるいはやむを得なかったというべきかも知れない。しかしその段階はすでに過ぎたのである。でき得れば現在以上の貧富の開きはないことが望ましい。少くとも、これから以降の国民所得の純増加、国家財政規模の純増加のうち、相当の数字に達する一定の割合は、従来の所得分配を補正する意味において、年金をもふくむ社会保障の面に投ずる長期国策の確立を、われわれは強く政府に勧告したい。と同時に社会保障は、社会連帯の精神の裏づけなくしては、真の成功は期待できないことを、ひろく国民に訴えたい。

第一章　医療保障の体系

一、医療保険の不備

いま、わが国の医療保障は一つの壁につき当っている。労働者には健康保険がある。農村には国民健康保険が普及している。しかもなお、これらの保険から漏れている人びとが三千万人もあるといわれている。国民のすべてが、傷病に当って必要にしてかつもっとも効率的な医療をうける場合、ここにはじめて医療保障制度は確立されるのであり、われわれはまず何よりもこの壁をつきやぶらねばならない。今日、生活保護法による医療扶助がその金額において生活扶助を上回っているのも、こうした医療保険の不備が一半の原因となっている。医療扶助もまた医療保障制度の一環である。しかし、扶助はあくまでも扶助であって、社会保障制度のなかではむしろ補完的役割に終始すべきものである。これらのことについては、すでに前文においても述べたところである。

二、社会保障と社会保険

世には、社会保険を中核とする医療保障制度は社会保障の後退であると称するものがある。しかし、英国にみられるような、国の直接かつ全面的な責任の下に、国自らが管理する公営医療の形態をとる場合においても、国民が力を合せてその負担において医療保障を実現しているのである。ただその負担が主として租税により、保険料による部分が僅少であるというだけのことである。したがって、保険料を主とする形式によってやっても、やり方によっては、社会保障の後退ではない。いかにも今次の大戦以後、世界的動向として「社会保険から社会保障へ」の途が押し進められた。しかし、そのことは何も保険主義の否定を意味するものではない。そのねらいは、従来単に労働者のみを対象として社会保険を、ひろく全国民を対象とした社会保険に切りかえることにある。そしてこのことによって、ひろく国民をすべてあらゆる危険から平等に、しかも必要最低限度において守ろうというのである。かのビヴァリッヂ報告書も社会保障は「まず、何によりも一つの保険計画であり、拠出に応じて生活水準に達する給付を与えるものである。しかも、それは権利として与えられるものであって、資力調査を前提としない。」と述べているのである。

三、健康保険と国民健康保険の二本建

医療保障制度の理想的形態については意見の分れるところであるが、いま直ちにわが国において、英国流の公営医療を実現することは恐らく至難であろう。と同時に、わが国においては、一元的な医療保険を全国に及ぼすということは、当分の間は望みがたい。そこで現実の問題としては、今後相当の期間は、健康保険を中軸とする被用者保険と、国民健康保険を中心とする地域保険の二本建のままで進み、国民皆保険の体制への途を切りひらいてゆくという方向をとらざるを得ないであろう。そしてこれを補完する制度として、医療扶助もまたその姿をとどめなければならないであろう。

かくのごとく、わが国の医療保障制度が保険主義をとり、しかも当分の間は、二本建をとらなければならないのは、一つには、わが国の医療制度が英国のような公営医療を実現し得るような体制になっていないことに基づく。今日多くの国が公営医療主義よりは保険主義をとっているのも、全くかかる理由からである。すなわち、原則として医師を公務員もしくはこれに近い地位に置き変えない限り、公営医療の実現は困難であるからにほかならぬ。また、われわれが、健康保険と国民健康保険の二本建を是認したのは、この際、理論にこだわるよりも、とにかく国民皆保険へ一歩でも近づくことが急務と認めたからであるが、同時に、わが国の医療機関の整備その他の状況が底一元化を許さないものがあるからである。

なお、健康保険と国民健康保険の二本建を認める以上は、健康保険の被保険者であって給付期間の満了したものが医療保障からはずされるようなことのおこらないよう、健康保険あるいは国民健康保険において、万全の措置を講じておく必要がある。

四、労災保険、船員保険、共済組合

もっとも、現行被用者保険には、健康保険のほかに労災保険あり、船員保険あり、共済組合がある。したがってたとえ被用者保険と国民健康保険の二本建をとるとしても、本来の筋合からいえば、これら各種の被用者保険は、これを統合すべきものとも考えられる。しかし労災保険については、それが事業主の無過失賠償責任の原則を前提とするかぎり、労働基準法の関係があり、これを統合することは困難である。また船員保険や共済組合は、その本質において一種の組合保険であって、必ずしもこれを統合する必要もあるまい。しかもこの際、われわれが一切の力をあげて断行すべきは、かかる統合の問題よりは、むしろ、人口の三分の一にも当る未適用者の保険加入の問題である。

もちろん、これら各種の保険の存在を認めるとしても、それらに関する関連法規がきわめて複雑多岐にわたっていること、そのため医療保険の監督、診療に関する手続、保険料算定の基礎となる賃金などについて総合調整を行う必要のあることは、これを強く指摘しておかねばならぬ。

五、失業者の医療保障

失業者は、疾病または、負傷のため職業安定所に出頭して失業の認定がうけられない場合には、失業保険金はもらえない。したがって、長期の疾病の場合には、生活保護法による以外生活保障の途がない。これは失業保険が労働能力ある失業者のみを対象としている以上は、当然の措置といわねばならない。しかし、医療保障の立場からいえば、医療給付だけはこれを保険から行うのが妥当といわねばならぬ。そこで、たとえば離職後一年内にかぎり、本人の場合のみではなく、家族の疾病負傷についても、医療の給付を行うがごとき措置を講じてはどうかと考える。もちろん、継続給付として医療の給付をうけているものについては、かかる措置は必要でない。なお、かかる給付に要する費用は、健康保険よりむしろ失業保険において負担するのが妥当であることを指摘しておきたい。

第3章　高度経済成長後の行き詰まる社会保障
——上がり続ける診療報酬、膨張する国民医療費——

1　はじめに

第1・2章で、第二次世界大戦の終戦直後から高度経済成長期までの社会保障・社会福祉の論点をいくつか提起してきたが、本章においては、一九七三年のオイルショックを契機に、大きな産業構造の転換が開始されてくる一九七〇年代から一九八〇年代の動向に注目した考察を行う予定である。一九七三年のオイルショック以降は、産業構造の急激な変化とともにいわゆる「日本的雇用慣行」が崩壊していく過程であり、同時に公害問題や環境破壊そして産業構造の転換に伴う失業問題等様々な労働問題や保育問題等社会的扶養問題を内包する家族問題等様々な社会問題が顕在化してきた時期である。

一九七三年のオイルショック以降の一九七〇年代後半と一九八〇年代はどのような時代であったのだろうか。一九五〇年代後半から一九七〇年代初頭は、GHQの日本からの撤退そして朝鮮戦争を経て高度経済成長を維持する時期であった。しかし、一九七三年のオイルショックはその様相を一変させた。一九七一年ドル防衛のために当時のニクソン大統領がドル交換停止を一方的に宣言し、いわゆる〝ニクソン・ショック（ドル・ショック）〟が世界中を駆けめぐった。その結果金の固定相場制（ブレトン・ウッズ体制）が崩壊し変動相場制になり、このいわば経済動乱が、ケインズ＝ベバリッジ体制と呼ばれる西欧型福祉国家の財源的基盤を揺るがし、「福祉国家体制」の危機が叫ばれるようになった(注1)。

わが国は、さらに一九七三年十月第四次中東戦争を背景とする中東産油国の原油価格高騰のあおりを受け経済成長に大きく影響し、円高基調が引き金となってインフレと物価高騰が一挙に押し寄せる経済不況（「スタグフレーション」）に見舞われた。そして経済成長が一挙にマイナスに転じたのが一九七三年である(注2)。

この未曾有の経済的危機を乗り越えるために、一九七〇年代の後半から一九八〇年代は、行財政改革を通して財政規模の見直しなどを行い、また、「福祉＝扶養問題」については家族の含み資産を当てにした日本的家族扶養観の再燃を期待しつつ、その責任を国家から地域へそして家族に転嫁し、いわゆる「大きな政府」から「小さな政府」への移行期と位置づけることができよう。すなわち新自由主義的な国家形態に方向転換が行われた。

新しい経済体制を確立するために様々な提案が成されるが、その象徴は一九七九（昭和五四）年八月に閣議決定される当時の経済企画庁から出された「新経済社会七カ年計画」（いわゆる「日本型福祉社会構想」）であろう(注3)。そしてその二年後一九八一（昭和五六）年三月土光敏夫を会長とする「第二臨時行政調査会」が組織され、同年七月一〇日の第一次答申から一九八三（昭和五八）年三月の第五次答申まで計五回の答申が行われている(注4)。

この二つの大きな動きのなかで、先にも述べたようにケインズ＝ベバリッジ型の福祉国家体制が後退し、「公助、共助、自助」から「自助、共助、公助」という責任体制の序列の転換とともに、地方の責任を強化する理念に変更して「小さな政府」への移行が開始された時期といえる。

2　一九七三（昭和四八）年をどうみるか

一九五一（昭和二六）年、朝鮮戦争の開戦を契機にＧＨＱは、日本の占領統治に終止符を打って日本から撤退した。そして、朝鮮戦争を契機としたいわゆる「朝鮮特需」がその後の日本の高度経済成長の契機となったと言われている。

当時の池田政権による「所得倍増計画」やそのための「労働力流動化政策」はいわゆる「集団就職」と呼ばれる社会現象を引き起こし、若い労働力を第一次産業から第二次産業へ向かわせ、農村部等地方から都会への人口移動政策が強力に推し進め高度経済成長の原動力となった。しかし、一九七一年のニクソン・ショックと一九七三年のオイルショック以降の日本経済は、急激な円高へ移行することとなり、この過程で起こったインフレと物価高に見舞われ、日本経済は高度経済成長路線から一挙にマイナスに落ち込んでしまった。

この経済不況を乗り越えるために、わが国は、「重厚長大」産業から「軽薄短小」産業に第二次産業の構造的転換を行い、さらにサービス産業等第三次産業を重視する産業構造への転換を迫られることとなった。この歴史的大転換について、吉見は以下のように述べている。少し長い引用になるが重要な指摘であるので、そのまま掲載した。（注5）

「……とりわけ大きかったのは、それまでの重化学工業ベースの社会から、サービスや情報がベースの社会に変化していく過程で、労働組合の組織力や政治的な影響力が不可逆的に低下していったことである。一方では、大規模な生産現場ではコンピューターによる集中管理が進むなかで人員削減が徹底し、労働運動の基盤となる労働者の数が減少していった。増大したホワイトカラー層やサービス産業の従業員層は、旧来的な組合の仕組みからは落ちこぼれてしまう層である。労働運動の退潮は、社会党や共産党、革新自治体の基盤の弱体化を意味しており、七〇年代、田中派支配のなかで自民党が危機に瀕していた時に、革新勢力もまた慢性的な退潮傾向に陥っていた。

これら左右両勢力で生じていた危機とは、一言でいえば福祉国家体制の危機であった。田中角栄の列島改造論と金権政治の蹉跌は、池田政権の所得倍増政策以来、戦後日本が享受してきた高度成長による利益配分型政治が限界に達したことを意味していた。この体制は、一方では自民党金権政治の温床でもあったが、他方では社会党・労働組合が要求するような、国民全体が広く浅い利益配分にあずかっていくのを可能にしていた。

為替の変動相場制への移行と石油ショック、公害、田中派支配の政治による弊害の噴出といった状況のなかで、こうした戦後型の体制の維持は次第に困難となり、福祉国家からサービス経済へと、社会体制の基軸が移行していった。そしてやがて、このような体制の変化に対応して、池田政権から田中政権までの利益配分型の保守政治とは性格の異なる、中曽根政権から小泉政権へと向かっていくような新保守主義の潮流が浮上してくるのである。」

一九七三年の歴史的意味を以上のように踏まえ、日本の医療がどのような変化を起こしていたのか、当時の資料を参照しながら、一九九〇年代に繋がる論点を整理してみることにする。

3　高度経済成長後も増大する国民医療費

先でみたように、日本経済の急激な落ち込みによって、当然のことながら社会保障制度の「負担」部分で変化が起こってくる。「負担」が厳しくなれば、当然「給付」も抑えて負担と給付のバランスを確保していくのが政治の課題になってくると思われる。しかし、当時の国民医療費の動向をみる限りどうもそのようにはなっていない状況がある。

まず、表３-１は、昭和二九年度から昭和六一年度までの国民医療費の動向をみたものであるが、昭和四八年を基準にその前後をみてみると、高度経済成長期の増加傾向は、毎年二割前後の伸びを示しており、その傾向は一時

表3－1　国民医療費・国民1人当たり医療費・対国民総生産・対国民所得割合の年次推移

	国民医療費		国民1人当たり医療費	国民医療費の割合		国民総生産額		国民所得額		総人口
	総数（億円）	増加率（%）		対国民総生産（%）	対国民所得（%）	（億円）	増加率（%）	（億円）	増加率（%）	（千人）
昭和29年度（'54）	2 152	…	2.4	2.75	3.26	78 246	…	65 917	…	88 239
30（'55）	2 388	11.0	2.7	2.69	3.27	88 648	13.3	72 985	10.7	89 276*
31（'56）	2 583	8.2	2.9	2.60	3.16	99 509	12.3	81 734	12.0	90 172
32（'57）	2 897	12.2	3.2	2.58	3.10	112 489	13.0	93 547	14.5	90 928
33（'58）	3 230	11.5	3.5	2.74	3.36	117 850	4.8	96 161	2.8	91 767
34（'59）	3 625	12.2	3.9	2.66	3.29	139 089	15.5	110 233	14.6	92 641
35（'60）	4 095	13.0	4.4	2.53	3.09	162 070	19.1	132 691	20.4	93 419*
36（'61）	5 130	25.3	5.4	2.58	3.26	198 528	22.5	157 551	18.7	94 287
37（'62）	6 132	19.5	6.4	2.83	3.46	216 595	9.1	177 298	12.5	95 181
38（'63）	7 541	23.0	7.8	2.95	3.66	255 921	18.2	206 271	16.3	96 156
39（'64）	9 389	24.5	9.7	3.17	4.01	296 619	15.9	233 904	13.4	97 182
40（'65）	11 224	19.5	11.4	3.34	4.25	336 023	13.1	263 804	12.8	98 275*
41（'66）	13 002	15.8	13.1	3.29	4.18	395 089	17.6	310 917	17.9	99 036
42（'67）	15 116	16.3	15.1	3.27	4.10	462 394	17.0	369 114	18.7	100 196
43（'68）	18 016	19.2	17.8	3.29	4.21	547 605	18.4	428 291	16.0	101 331
44（'69）	20 780	15.3	20.3	3.20	4.04	649 201	18.6	514 224	20.1	102 536
45（'70）	24 962	20.1	24.1	3.32	4.09	751 520	15.8	610 297	18.7	103 720*
46（'71）	27 250	9.2	25.9	3.29	4.13	828 063	10.2	659 105	8.0	105 415
47（'72）	33 994	24.7	31.6	3.52	4.36	965 391	16.6	779 369	18.2	107 595
48（'73）	39 496	16.2	36.2	3.39	4.12	1 166 792	20.9	958 396	23.0	109 104
49（'74）	53 786	36.2	48.6	3.89	4.78	1 381 558	18.4	1 124 716	17.4	110 573
50（'75）	64 779	20.4	57.9	4.26	5.22	1 522 094	10.2	1 239 907	10.2	111 940*
51（'76）	76 684	18.4	67.8	4.48	5.46	1 711 525	12.4	1 403 972	13.2	113 089
52（'77）	85 686	11.7	75.1	4.51	5.50	1 900 348	11.0	1 557 032	10.9	114 154
53（'78）	100 042	16.8	86.9	4.79	5.82	2 087 809	9.9	1 717 785	10.3	115 174
54（'79）	109 510	9.5	94.3	4.86	6.01	2 254 526	8.0	1 822 069	6.1	116 133
55（'80）	119 805	9.4	102.3	4.89	6.01	2 451 627	8.7	1 993 352	9.4	117 060*
56（'81）	128 709	7.4	109.2	4.96	6.18	2 596 688	5.9	2 081 566	4.4	117 884
57（'82）	138 659	7.7	116.8	5.09	6.39	2 723 829	4.9	2 168 591	4.2	118 693
58（'83）	145 438	4.9	121.7	5.12	6.38	2 840 583	4.3	2 281 188	5.1	119 483
59（'84）	150 932	3.8	125.5	4.98	6.29	3 030 160	6.7	2 398 107	5.1	120 235
60（'85）	160 159	6.1	132.3	4.99	6.29	3 211 582	6.0	2 545 192	6.1	121 049*
61（'86）	170 690	6.6	140.3	5.10	6.44	3 346 515	4.2	2 648 530	4.1	121 672

注　1）国民総生産額・国民所得は、経済企画庁発表（昭和62年12月発表）による。
　　2）国民1人当たり医療費を算出するために用いた人口は、総務庁統計局推計による10月1日人口である。＊印は国勢調査による人口を示す。
資料　厚生省「昭和61年度国民医療費」
出典：厚生の指標「保険と年金の動向」昭和63年

的に少なくなるも昭和五三年まで続いていくが、国民所得に占める国民医療費をみると昭和四八年に関係なく毎年堅実に増え続けている。また、国民総生産増加率では昭和四八年前後で変化がみられ、四八年以降は低減傾向に入り、国民所得も四八年以降は高度経済成長期のような伸びはなく、やはり低減傾向になってくる。この統計データを見る限り国民医療費が徐々に家計を逼迫していく様子が読み取れる。

次に、当時の労働環境の変化をみてみよう。図3-1は「労働白書六〇年版」から、新規求人・求職、求人倍率を示したものであるが、一九七三（昭和四八）年から一九七四年にかけて、新規求人も新規求人倍率も急激に落ち込んでおり、石油ショックの影響の大きさを実感することができる。さらに図3-2では、規模別労働投入の動きをみたものであるが、やはり一九七三年を契機に五〇〇人以上の大企業で顕著であり、一九七九（昭和五四）年まで続いている。この二つの動向から、完全失業者がどのように変化したかをみたものが図3-3である。一九七三年を境に、景気の持ち直しをみせる一九七七（昭和五二）年に入っても完全失業率は増加傾向に歯止めがかかっていない。

当時の医療保険の被保険者の動向について、大野は当時の「社会保障統計年報」から以下のような傾向を指摘している。昭和四〇年から四五年（前期）と昭和四八年から昭和五三年（後期）を比較して、①前期と後期では被保険者数の増加は後者著しく低い（一六・〇％→二・五％）こと、②被保険者の家族（被扶養者）の増加は、前期が低く（八・六％）後期が高い（一二・二％）こと、③被用者保険と国民健康保険の比較では、前者では被用者保険が増加し国民健康保険は減少していたが、後期ではそれが動かなくなった。以上のことから「四〇年代前半は高い保険料を支払い、高齢者の割合の少ない被用者保険が多くなり、低い保険料しか支払えないことが多い国民健康保険の被保険者の構成比が減っていたが、五〇年代になると国民健康保険の被保険者は相対的にではあるが減らなくなった。これらのことは給付費の増大に対して保険料収入の伸びが追いつかないことを示すひとつの理由になりうるであろ

図3－1　新規求人・求職、求人倍率の動き（季節調整値）

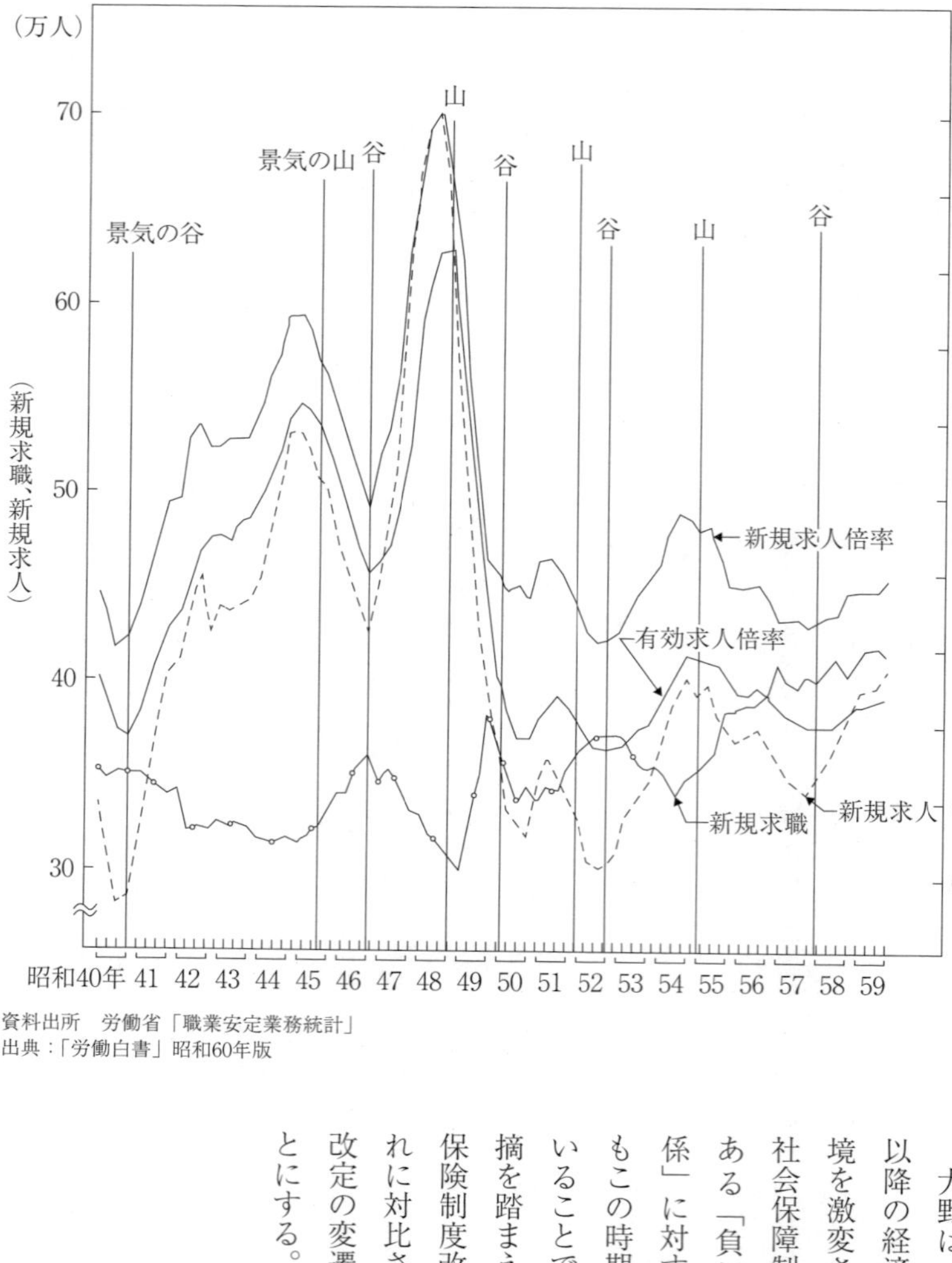

資料出所　労働省「職業安定業務統計」
出典：「労働白書」昭和60年版

う。」と述べている。（注6）

大野は、石油ショック以降の経済変動が雇用環境を激変させ、その結果社会保障制度の生命線である「負担と給付の関係」に対する警鐘が早くもこの時期に発せられていることである。この指摘を踏まえて、以下健康保険制度改正の変遷とそれに対比させて診療報酬改定の変遷をみてみることにする。

図３－２　規模別労働投入の動き（製造業、55年＝100）

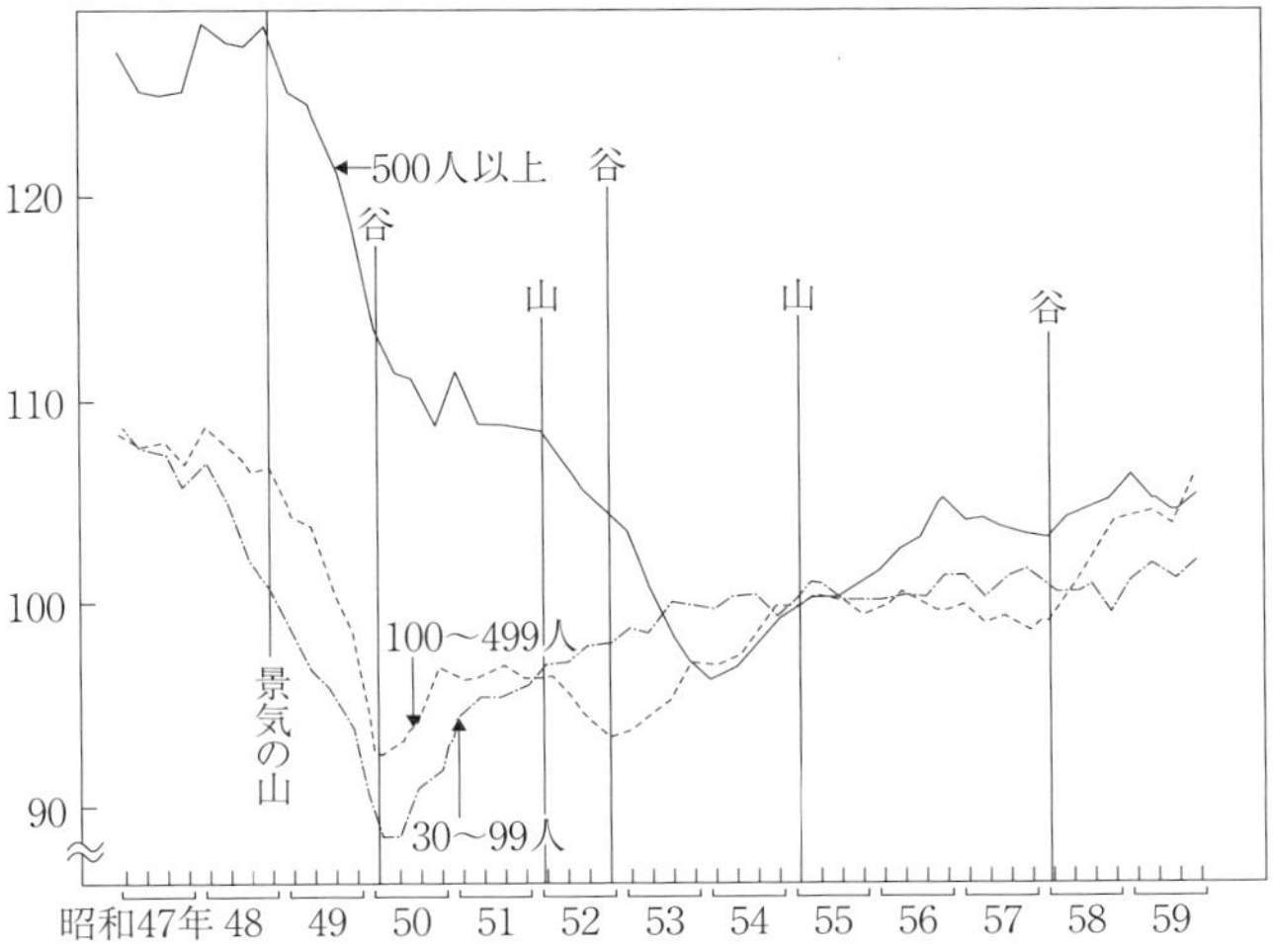

資料出所　労働省「毎月勤労統計調査」により労働省労働経済課試算。
出典：「労働白書」昭和60年版

4　健康保険制度のたび重なる改正

健康保険制度は、第2章で検討したように一九五八（昭和三三）年に「国民皆保険」体制として体裁を整え、医療の平等原則（いつでも、どこでも、だれでも）を実現し福祉国家の理念に近づく体制を実現した。そして、石油ショックのあと直ちにその見直しが行われ、昭和四八年に健康保険法改正が行われた。以後、表3-2にもあるように一九八八（昭和六三）年までに、老人保健法の制定や改正、国民健康保険法改正まで含めると実に一五年間に七回もの制度改正が行われている。そこで、表3-2に沿って、「厚生の指標（臨時増刊）『保険と年金の動向』昭和六三年版」を参考にしながら、昭和四八年以降の各改正等の主な内容や論点を提起してみることにする。

1　一九七三（昭和四八）年改正

この改正は、制度ごとに保険給付や保険料負担に格差があり、またそれぞれが財源問題も抱えていたことから、

図3－3　完全失業率の推移（季節調整値）

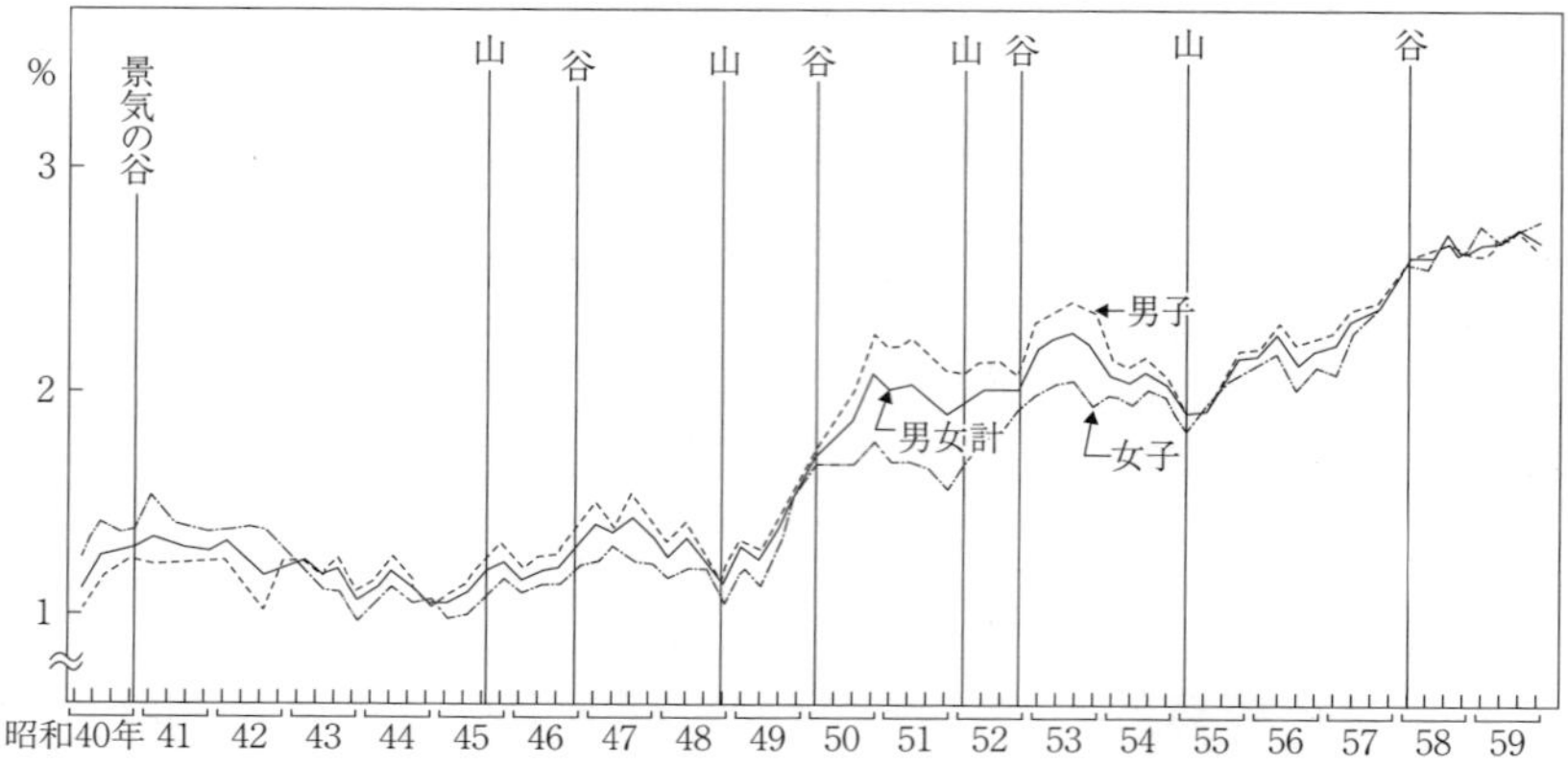

資料出所　総務庁統計局「労働力調査」
出典：「労働白書」昭和60年版

昭和四六年から検討が開始されたが、昭和四六年、四七年と審議未了で廃案を繰り返し、ようやく昭和四八年に抜本的な改正にこぎつけた。この改正において、給付では家族給付率七割が実現したこと、高額療養費給付が新設されたことが挙げられるが、負担については、政管健保の国庫補助の新設や保険料率の引き上げが行われている。その主な内容は下記のとおりである。

①給付改善に関する事項

・家族給付率の引き上げ（五割→七割）

・高額療養費支給制度の新設

・分娩費の改善（本人――最低保障二万円→六万円、配偶者――一万円→六万）

・埋葬料の改善（本人――最低保障三万円の設定、家族――二〇〇〇円→三万円）

②健康保険財政の健全化に関する事項

・政管健保における昭和四八年度末までの累積収支不足の棚上げおよび累積損失の国庫負担による補てん

・政管健保について、定率一〇%国庫補助の新設（対保険給付費）

・標準報酬等級表の上下限の改善（上限――一〇万四〇〇〇円

表３－２　医療保険制度の変遷（戦後）

昭和22年（1947）	労働者災害補償保険法制定
	健保法改正：業務上傷病に対する給付の廃止
23　（'48）	社会保険診療報酬支払基金法の制定
	国保法改正：市町村公営原則—任意設立強制加入
	国家公務員共済組合法制定
28　（'53）	日雇労働者健康保険法制定
	私立学校教職員共済組合法制定
	健保法改正：給付期間を３年に延長
29　（'54）	政管健保にはじめて国庫負担導入（10億円）
31　（'53）	公共企業体職員等共済組合法制定
33　（'56）	国民健康保険法全面改正（国民皆保険の推進、被保険者５割給付）
36　（'61）	国民皆保険の実現
37　（'62）	地方公務員等共済組合法制定
38　（'63）	療養給付期間の制限撤廃
42　（'67）	健保特例法制定（薬剤一部負担の創設）
43　（'68）	国民健康保険７割給付完全実施
44　（'69）	薬剤一部負担廃止
47　（'72）	老人福祉法の改正（老人医療のいわゆる無料化）
48　（'73）	健保法改正（家族給付等を７割に引上げ、高額療養費制度の創設、政管健保の国庫補助の定率化（10％以上））
52　（'77）	健保法改正（ボーナスを対象とした特別保険料の創設）
53　（'78）	健保法改正案を国会に提出
55　（'80）	健保法改正（入院時家族給付８割に引上げ、標準報酬等級表の上限の弾力的改定、保険料率の上限改定）
57　（'82）	老人保健法制定
59　（'84）	健保法改正（本人９割給付、日雇健保の取入れ）、国保に退職者医療制度を創設
61　（'86）	老人保健法改正（老人一部負担の引上げ、加入者按分率の引上げ、老人保健施設の創設）
63　（'88）	国民健康保険法改正（高医療費市町村における運営の安定化、保険基盤安定制度、高額医療費共同事業の拡充）

出典：厚生の指標「保険と年金の動向」昭和63年

↓二〇万円、下限——三〇〇〇円↓二万円）

・保険料率の調整と国庫補助の上乗せ

③保険料率の改定に関する事項

・政管健保の料率の引き上げ（七％↓七・二％）

・組合健保について、料率の最高限度の引き上げ（八％↓九％）及び被保険者負担負担料率の限度の引き上げ（三・五％↓四％）

④その他

・船員保険、各種共済組合については、この改正に準じた給付改善を行うこと。

・国民健康保険においても

高額療養費を支給することとし、昭和五〇年一〇月までに全保険者で実施すること。

日雇労働者健康保険については、健康保険法の本改正前の給付水準に近づけることや日雇い労働者の賃金実態に即した保険料率の改正を行うために同時に改正を行った。そして、一九七六（昭和五一）年には、給付内容を他制度との格差を是正する目的で健康保険並みに水準を引き上げる目的で改正を行われた。

2　一九七七（昭和五二）年改正

この改正は、政管健保の財政状況の悪化が深刻な状況となり、財源の健全な運営を柱とする改正が行われた。その柱は負担部分については、標準報酬の等級表及び一部負担金の額の改正、賞与についても期間限定で特別保険料として徴収する措置を講じ、給付部分については傷病手当金の支給期間延長を行うこととした。今回の改正についての厚生大臣の基本的な考え方を一四項目にわたって示しているので、左記に紹介する。

①制度間格差の是正、当面、健康保険組合間財政調整の実施
②本人家族の給付水準の格差是正等を中心とする給付改善
③一部負担の適正化・合理化
④退職者継続給付の検討
⑤付添看護・差額ベッド、歯科差額の保険外負担問題の改善
⑥物と技術の分離、技術料重視の診療報酬の改善
⑦実勢価格に見合った薬価基準の適正化
⑧適正な医療費支出対策の推進
⑨給付に見合った保険料及び財政基盤に応じた国庫補助による保険財政の安定

⑩保険料負担の基礎となる報酬の合理的見直し
⑪老人保健医療制度の整備
⑫医療供給体制の整備と医療関係者の養成確保
⑬医薬品の有効性及び安全性の確保、医薬分業の推進及び薬害救済制度の確立
⑭健康づくり施策の推進

そして、改正の主な内容は、下記のとおりである。

①健康保険法関係
・標準報酬等級表の上限の改定
・特別保険料の徴収（新制度までの経過措置）
・一部負担金（二〇〇円→六〇〇円）
・入院時一部負担金（一日六〇円、一カ月→　一日二〇〇円、一カ月）
　（継続療養受給者一日三〇円→一日一〇〇円）
・傷病手当金の支給期間の延長（六カ月→一年六カ月）
②船員保険法関係――健康保険に準じた改正
③国民健康保険法関係――国民健康保険組合に対する補助（療養の給付費等二五％→四〇％）

以上のような内容となっているが、第Ⅱ部で検討している一九九〇年代から今日に至る医療制度改革の主題は「財源問題」である。この源流が昭和五二年改正から始まっていることが、先の一四項目の内容からうかがえる。それは、昭和五二年の主題である「健康保険の健全な運営と内容の充実」という課題は、一九九〇年代の医療制度改革の柱である「質の向上とコストの削減」というスローガンに変わっている。一九九〇年代の改正は、そのため

に市場原理と競争原理を活用し、医療分野の市場開放が本格的に行われていくところに違いがあるといえる。

3　一九八〇（昭和五五）年改正

この改正は、前回（昭和五二年）に示された一四項目の基本的考え方のもとに検討が進められ、昭和五三年四月社会保険審議会及び社会保障制度審議会に諮問された内容をもとに改正案が示された。その主な内容は、本人、家族の給付格差をなくす、薬剤費の二分の一を自己負担とする、賞与についても保険料の対象とするという案で昭和五三年五月二六日第八四回国会に提出されたが、与野党の合意が得られず、修正・廃案を繰り返し昭和五五年一一月ようやく可決成立した。そして昭和五六年三月から施行となった。その主な改正点は以下のとおりである。

①本人一部負担金の改定
・初診時六〇〇円→八〇〇円、入院一日当たり二〇〇円→五〇〇円
②家族給付率の引き上げ　入院七割→八割
③高額療養費の改定
④現金給付の改定の政令委任化
⑤標準報酬等級表の上限の政令委任化
⑥保険料率の上限の改定
・政管健保一〇〇〇分の八〇→一〇〇〇分の九一、組合健保一〇〇〇分の九〇→一〇〇〇分の九五
⑦弾力条項の発動の条件
・政管健保の保険料率の引き上げは、累積赤字償還の場合にも可能
⑧累積赤字の償還

⑨国庫補助（一六・四％から二〇％の範囲で政令で定める）
⑩財政調整（健康保険組合の財政調整を行うこと）
⑪保険医療機関の指定拒否事由（指定取消後二年経過していなくても著しく不適当と認めるときは、指定を拒否できる）
⑫指導・監査（指導・監査の際の学識経験者の立ち会い）
⑬海外在住被保険者に対する適用拡大

昭和五五年改定の改定成立後、直ちに老人保健医療対策が開始され、高騰する老人医療費を抑えるべく、昭和四八年の老人福祉法を一部改正し創設させた「老人医療費支給制度」を廃止し老人保健法を昭和五七年八月に成立させ、五八年二月一日から施行することとなった。これによって各医療保険の医療給付は七〇歳未満（六五歳以上の寝たきり老人は含まない）となった。

4　一九八四（昭和五九）年改正

昭和五九年改正の背景には、前年の三月一四日に第二臨調の第五次答申（最終答申）が行われ、本格的な行財政改革がスタートする年と重なっている。改正の内容は二一世紀に向けて医療保険制度の「給付と負担の公平化」が第一に挙げられ、そのための抜本的改革が明らかとなった。その大きな柱が三つ示されている。（一）保険給付の見直し、（二）医療保険制度の再編合理化による負担の公平化、（三）医療費適正化対策である。

第一の保険給付の見直しについては、（一）被用者保険本人一〇割給付の見直し、これはその理由として①被用者本人と家族との格差、国民健康保険との格差を挙げ、②将来の医療費の負担見通しから給付率を八割程度にする、③医療を受けていない人の不公平感、④一〇割給付ではコスト意識が欠如する、⑤自己負担一～二割程度にしても受診抑制にはならない等の理由が示されていた。さらに（二）高額療養費支給制度の改善として①自己負担限度額

（五万一〇〇〇円）の据え置き、②世帯合算（自己負担が月三万円以上については、合算して①の限度額を超える部分を支給対象とする。）、（三）特定療養費制度の創設である。

第二の医療保険制度の再編合理化による負担の公平化については、（一）退職者医療制度の財源について、退職被保険者およびその家族が現在負担している国保保険料と被用者保険からの拠出金によって賄うこととし、構造的な負担の不均衡は是正されることとなった。次に（二）国民健康保険国庫補助の合理化として、従来医療費ベースで四五％の国庫補助を五〇％としたこと、さらに地方単独事業については国庫補助の対象外としたことである。

第三の医療費適正化対策は、まずレセプト審査、指導監査体制の強化とし、極めて高額な医療費請求に対しては、特別審査制を導入した。また、保険医療機関の指定制度の見直しや濃厚過剰診療や不正請求の排除するための規定の整備が行われた。

三つの課題とも内容をみる限り、いわゆる「飴と鞭」の抱き合わせ感は否めない。

5　上がり続ける診療報酬と国民医療費

表3−3は、一九五八（昭和三三）年から二〇一二（平成二四）年までの診療報酬改定の経緯に、先の国民医療費、国民所得、国民医療費の国民所得に占める比率、一人当たりの医療費、そして病院数・病床数の推移をみたものである。診療報酬改定については、詳細は後に検討するが、改定率をみると一九七〇年代の後半から一九九〇年代の三〇年年間ほぼ毎回プラス改定となっており、負担と給付のバランスが大きく給付にシフトしていることがわかる。

とくに一九七三年のオイルショックの翌年一九七四年の上がり幅は、年二回の改定を合わせると医科で三五％、歯科で三六・一％、薬価で一五・一％という改定率であった。今日に至る過程で年度の改定でこれほど高い改定率

表３－３　診療報酬改定および国民医療費等、病院・病床数の変遷

年号	年月日	西暦	医科	歯科	薬価	平均	国民医療費（億円）	国民所得（億円）	国民所得比％	一人当たり医療費（千円）	病院数	病床数
	33. 10. 1	1958				8.5	3230	93829	3.44	3.5		
		1960									6094	852025
	36. 7. 1	1961				12.5	5130	160819	3.19	5.4	6229	890245
	36. 12. 1	1961				2.3						
	38. 9. 1	1963				3.7	7451	210993	3.57	7.8	6621	984313
	40. 1. 1	1965				9.5	11224	268270	4.18	11.4	7047	1077971
	40. 11. 1	1965	3		−4.5	3						
	42. 12. 1	1967	7.68	12.65			15116	375477	4.03	15.1	7505	1188997
	45. 2. 1	1970	8.77	9.73			24962	610297	4.09	24.1	7974	1312628
	45. 7. 1	1970	0.97									
	47. 2. 1	1972	13.7	13.7	6.54		33994	779369	4.36	31.6	8143	1364600
	49. 2. 1	1974	19	19.9	8.5		53786	1124716	4.78	48.6	8273	
昭和	49. 10. 1	1974	16	16.2	6.6							
		1975									8294	1428482
	51. 4. 1	1976	9		4.9		76684	1403972	5.46	67.8	8379	1451972
	51. 8. 1	1976		9.6								
	53. 2. 1	1978	11.5	12.7	5.6		100042	1717785	5.82	86.9	8580	1510702
		1980									9055	1607482
	56. 6. 1	1981	8.4	5.9	3.8	8.1	128709	2116151	6.08	109.2	9224	1647818
	58. 2. 1	1983				0.3	145438	2312900	6.29	121.7	9515	1726496
	59. 3. 1	1984	3	1.1	1	2.8	150932	2431172	6.21	125.5	9580	1757582
	60. 3. 1	1985	3.5	2.5	0.2	3.3	160159	2605599	6.15	132.3	9608	1778879
	61. 4. 1	1986	2.5	1.5	0.3	2.3	170690	2679415	6.37	140.3	9699	1816194
	63. 4. 1	1988	3.8		1.7	3.4	187554	3027101	6.2	152.8		
	63. 6. 1	1988		6.1								
	1. 4. 1	1989				0.1	197290	3208020	6.15	160.1		
	2. 4. 1	1990	4	1.4	1.9	3.7	206074	3468929	5.94	166.7	10096	1949493
	4. 4. 1	1992	5.4	2.7	1.9	5.7	234784	3660072	6.41	188.7	9963	1957548
	5. 4. 1	1993					243631	3653760	6.67	195.3	9844	1946255
	6. 4. 1	1994	3.5	2.1	2	3.3	257908	3700109	6.97	206.3	9731	1939538
	6. 10. 1	1994	1.7	0.2	0.1	1.5						
		1995									9606	1929397
	8. 4. 1	1996	3.6	2.2	1.3	3.4	284542	3801609	7.48	226.1	9490	1911595
平成	9. 4. 1	1997	0.32	0.43	0.15	0.77	289149	3822945	7.56	229.2	9413	1900734
	9. 4. 1	1997	0.99	0.32	1	0.93						
	10. 4. 1	1998	1.5	1.5	0.7	1.5	295823	3689757	8.02	233.9	9333	1892115
	12. 4. 1	2000	2	2	0.8	1.9	301418	3718039	8.11	237.5	9266	1864178
	14. 4. 1	2002	−1.3	−1.3	−1.3	−1.3	309507	3557610	8.7	242.9	9187	1839376
	16. 4. 1	2004	0	0	0	0	321111	3638976	8.82	251.5	9077	1812722
	18. 4. 1	2006	−1.5	−1.5	−0.6	−1.36	331276	3752258	8.83	259.3	8943	1786649
	20. 4. 1	2008	0.42	0.42	0.17	0.38	348084	3515221	9.9	272.6	8794	1756115
	22. 4. 1	2010	1.74	2.09	0.52	1.55						
	24. 4. 1	2012	1.38		−1.4	0.004						

厚生の指標　臨時増刊「国民衛生の動向」（昭和63年、2010／2011年）、厚生の指標　臨時増刊「保険と年金の動向」（昭和63年、2010／2011年）の文献からデータを収集し筆者が作成した。

はこの年だけである。これを一九七四年の国民医療費で見ると前年の三兆九四九六億円から五兆三七八六億円と二兆三千億円も増加している。この国民医療費の増加傾向は、国民医療費の国民所得に占める割合、一人当たりの医療費も経済変動に関係なく堅実に増加の一途をたどっている。

さらに表3-4は、年次の国民医療費の動向をみたものであるか、一九七三年を起点に一〇年前の一九六三年は七四五一億円、一九七三年には三兆九四六九億円で、平均すると毎年約五〇〇〇億円程度の増加であるが、その一〇年後の一九八三年で一四兆五四三八億円（保年二〇一二）となり、一〇年間で一〇兆円増えていることになる。つまり、一九七三年を境にその後の一〇年間を見ると、毎年一兆円ずつ増えていることがわかる。さらに一九八三年の一〇年後の一九九三年では二四兆三六三一億円とやはり毎年一兆円ずつ増えており、さらにその一〇年後の二〇〇三年では三一兆五三七五億円となり、若干伸びが減ったように思われるが、二〇〇〇年から介護保険制度がスタートして介護療養部分の一三万床が介護保険に移行したことによるものと考えられるために、それを視野に入れると毎年一兆円ずつの増加には歯止めはかかっていない。

表3-3、3-4を重ね合わせてみると、国民医療費に関しては、経済の好不況に関係なく確実に増えてきており、それが診療報酬のプラス改定に反映されてきている。そして病院数、病床数の増加傾向に目を移すと、高度経済成長終焉後一九七〇年代後半から増加の伸びが大きく一九八〇年代一層顕著になっていき、一九八五年の第一次医療法改正後も一九九〇年代初頭まで増え続けていく。ここに国民医療費の使途をうかがわせる傾向が顕著にわかる。この背景には、昭和四八年の老人福祉法の一部改正によるいわゆる「老人医療無料化」が、その後の「病院数と病床数」の異常な増加と符合してくる。そして、日本の医療における「病院医療・入院医療」が突出し、欧米に比べて異常に長い「平均在院日数」の背景とも符合してくる。

さて、以上のような大局的な動向を踏まえて、次に、表3-5は、新点数表となった昭和三三年から昭和六三年

表３－４　国民医療費・人口１人当たり国民医療費・対国民所得割合等、年次別

	国民医療費		人口１人当たり国民医療費（千円）	国民医療費の国民所得に対する割合（%）	国民所得		総人口（千人）
	総額（億円）	増加率（%）			総額（億円）	増減率（%）	
昭和29年度（'54）	2 152	…	2.4	…	…	…	88 239
30（'55）	2 388	11.0	2.7	3.42	69 733	…	89 276*
31（'56）	2 583	8.2	2.9	3.27	78 962	13.2	90 172
32（'57）	2 897	12.2	3.2	3.27	88 681	12.3	90 928
33（'58）	3 230	11.5	3.5	3.44	93 829	5.8	91 767
34（'59）	3 625	12.2	3.9	3.28	110 421	17.7	92 641
35（'60）	4 095	13.0	4.4	3.03	134 967	22.2	93 419*
36（'61）	5 130	25.3	5.4	3.19	160 819	19.2	94 287
37（'62）	6 132	19.5	6.4	3.43	178 933	11.3	95 181
38（'63）	7 541	23.0	7.8	3.57	210 993	17.9	96 156
39（'64）	9 389	24.5	9.7	3.90	240 514	14.0	97 182
40（'65）	11 224	19.5	11.4	4.18	268 270	11.5	98 275*
41（'66）	13 002	15.8	13.1	4.11	316 448	18.0	99 036
42（'67）	15 116	16.3	15.1	4.03	375 477	18.7	100 196
43（'68）	18 016	19.2	17.8	4.12	437 209	16.4	101 331
44（'69）	20 780	15.3	20.3	3.99	521 178	19.2	102 536
45（'70）	24 962	20.1	24.1	4.09	610 297	17.1	103 720*
46（'71）	27 250	9.2	25.9	4.13	659 105	8.0	105 145
47（'72）	33 994	24.7	31.6	4.36	779 369	18.2	107 595
48（'73）	39 496	16.2	36.2	4.12	958 396	23.0	109 104
49（'74）	53 786	36.2	48.6	4.78	1 124 716	17.4	110 573
50（'75）	64 779	20.4	57.9	5.22	1 239 907	10.2	111 940*
51（'76）	76 684	18.4	67.8	5.46	1 403 972	13.2	113 089
52（'77）	85 686	11.7	75.1	5.50	1 557 032	10.9	114 154
53（'78）	100 042	16.8	86.9	5.82	1 717 785	10.3	115 174
54（'79）	109 510	9.5	94.3	6.01	1 822 066	6.1	116 133
55（'80）	119 805	9.4	102.3	5.88	2 038 787	11.9	117 060*
56（'81）	128 709	7.4	109.2	6.08	2 116 151	3.8	117 884
57（'82）	138 659	7.7	116.8	6.30	2 201 314	4.0	118 693
58（'83）	145 438	4.9	121.7	6.29	2 312 900	5.1	119 483
59（'84）	150 932	3.8	125.5	6.21	2 431 172	5.1	120 235
60（'85）	160 159	6.1	132.3	6.15	2 605 599	7.2	121 049*
61（'86）	170 690	6.6	140.3	6.37	2 679 415	2.8	121 672
62（'87）	180 759	5.9	147.8	6.43	2 810 998	4.9	122 264
63（'88）	187 554	3.8	152.8	6.20	3 027 101	7.7	122 783
平成元（'89）	197 290	5.2	160.1	6.15	3 208 020	6.0	123 255
02（'90）	206 074	4.5	166.7	5.94	3 468 929	8.1	123 611*
03（'91）	218 260	5.9	176.0	5.92	3 689 316	6.4	124 043
04（'92）	234 784	7.6	188.7	6.41	3 660 072	△0.8	124 452
05（'93）	243 631	3.8	195.3	6.67	3 653 760	△0.2	124 764
06（'94）	257 908	5.9	206.3	6.97	3 700 109	1.3	125 034
07（'95）	369 577	4.5	214.7	7.31	3 689 367	△0.3	125 570*
08（'96）	284 542	5.6	226.1	7.48	3 801 609	3.0	125 864
09（'97）	289 149	1.6	229.2	7.56	3 822 945	0.6	126 166
10（'98）	295 823	2.3	233.9	8.02	3 689 757	△3.5	126 486
11（'99）	307 019	3.8	242.3	8.43	3 643 309	△1.3	126 686
12（'00）	301 418	△1.8	237.5	8.11	3 718 039	2.0	126 926*
13（'01）	310 998	3.2	244.3	8.61	3 613 335	△2.8	127 291
14（'02）	309 507	△0.5	242.9	8.70	3 557 610	△1.5	127 435
15（'03）	315 375	1.9	247.1	8.81	3 580 792	0.7	127 619
16（'04）	321 111	1.8	251.5	8.82	3 638 976	1.6	127 687
17（'05）	331 289	3.2	259.3	9.05	3 658 783	0.5	127 768*
18（'06）	331 276	△0.0	259.3	8.83	3 752 258	2.6	127 770
19（'07）	341 360	3.0	267.2	9.02	3 784 636	0.9	127 771
20（'08）	348 084	2.0	272.6	9.90	3 515 221	△7.1	127 692

資料　厚生労働省「国民医療費」
注　１）　国民所得は、内閣府発表の「国民経済計算」（平成21年12月発表）による。
　　２）　総人口は、総務省統計局による「推計人口」（各年10月１日現在人口）であり、＊印は「国勢調査」の確定人口である。
　　３）　平成12年４月から介護保険制度が施行されたことに伴い、従来国民医療費の対象となっていた費用のうち介護保険の費用に移行したものがあるが、これらは平成12年度以降、国民医療費に含まれていない。
出典：厚生の指標「保険と年金の動向」2010／2011年

表３－５　1958（昭和33）年から1986（昭和61）年までの診療報酬改定の概要

西暦	年号	合計	平均	主な内容
1958	33. 10. 1	8.50%		新点数表（甲表、乙表、歯科）一点単価＝10円
1961	36.　7. 1	12.50%		入院料、看護加算、往診料18％～20％、歯科補綴料の一部を５％上げ、調剤報酬の調整
1961	36. 12. 1	2.30%		緊急是正として乳幼児、特定疾患、深夜診察料、基準給食の各加算、処方箋料の新設
1963	38.　9. 1	3.70%		地域差の撤廃、乙地の診療報酬を甲地並みに引き上げ
1965	40.　1. 1	9.50%		緊急是正として初診時基本診療料、初診料、入院料関係及び歯科の充てん、インレー、補綴関係の点数上げ、調剤報酬の調整
1965	40. 11. 1	3.00%		4.5％の薬価引き下げ、３％の医科技術料に振り替え、乳幼児の入院・時間外麻酔各加算の新設、乳幼児初診加算、特定疾患加算、調剤報酬の調整
1967	42. 12. 1	20.33%		医科で7.68％、歯科で12.65％の引き上げ、入院料・手術料の引き上げ、歯科材料費と技術料の分離、療養担当規則の改正
1970	45.　2. 1	19.11%		緊急是正として、医科8.77％、歯科9.73％、引上げ、7.1にさらに医科を0.97％引き上げ。初診料、再診料、入院料等の引き上げ、入院時医学管理料を新設、検査の甲乙一本化
1972	47.　2. 1	33.94%		内科再診料、処置料、理学療法料、手術料等の引き上げ、投薬料、検査料等の改定、慢性疾患指導料の新設、入院料を室料と看護料に分離して引上げ、特類看護の新設、歯冠修復及び欠損補綴の新項目の設定等
1974	49.　2. 1	47.40%		医科19.0％、歯科19.9％、薬局8.5％の引き上げ、再診料、時間外加算、深夜加算の引き上げ及び休日加算の新設、入院時医学管理料、室料、看護料等の引き上げ、特殊疾患収容施設管理料の新設、身体障害者作業療法、精神科デイケア等の創設
1974	49. 10. 1	38.80%		医科16.0％、歯科16.2％、薬局8.5％の引き上げ、再診料、往診料、処方箋料の引き上げ、入院時医学管理料、室料、給食料、看護料の引き上げ、再診時における乳幼児加算の新設、処置及び歯冠修復の引き上げ
1976	51.　4. 1	13.90%		医科9.0％、薬局4.9％の引き上げ、初診料、時間外加算、レントゲン診断料、注射料等の引き上げ、検査料、処置及び手術料の項目の新設、入院料については室料、看護料、給食料等全般の引き上げ、病衣加算を新設
1976	51.　8. 1	9.60%		歯科9.6％引き上げ、初診料、時間外加算、歯冠修復及び欠損補綴等の引き上げ
1978	53.　2. 1	29.80%		医科11.5％、歯科12.7％、薬局5.6％の引き上げ、診察料、入院料、検査、レントゲン診断、理学療法、精神病特殊療法、処置、麻酔等の引き上げ、コンピューター断層撮影、腎臓移植等の新開発技術等の導入、人工透析の再評価、また歯科については、根管治療等歯肉療法、歯冠修復、欠損補綴等の改善、４歳未満の乳幼児加算の新設。保険外負担問題の解決として特定集中治療室管理加算、基準看護特二類加算の新設、室料の引き上げ等
1981	56.　6. 1	18.10%	8.10%	（この改定より診療報酬改定率を「平均」として表現するようになる） 最近における物価、賃金の変動等社会経済の実情に鑑み、国民の経済力を勘案し、医療機関の健全な経営及び医療の質の向上を確保するため、診療報酬の改定を行う必要があるとの観点にたって、医療に寄せる国民の期待に応え、医療の質の向上を確保するため、①技術料重視の診療報酬体系の確立、②薬剤部門、検査部門の見直し、③プライマリー・ケアの充実と地域医療の確保、④保険外負担の解消を図ることを主眼とした改定 診察料、入院料、精神病特殊療法、手術料等の引き上げ、検査及び理学療法についての全面的な見直し、指導管理料の新設、インシュリン自己注射の導入、人工腎臓におけるダイアライザーと技術料の分離、腎臓移植の際の腎提供に要する費用の保険適用、レーザーメス等の新開発技術の導入など、歯科は省略
1983	58.　2. 1		0.30%	老人保健の診療報酬の設定に伴い、診療報酬の必要な微調整
1984	59.　3. 1	5.00%	2.80%	医科3.0％、歯科1.0％、薬局1.0％、今回の改定は中医協の審議経過も踏まえて、緊急に結論を得られた事項についての改定で、医業経営の動向、国民経済、国家財政の現況などを踏まえた改定 入院料の適正化と点数の引き上げ、救命救急入院料、緊急往診加算、手術のレーザーメス加算、自己腹膜灌流指導管理料の新設など。歯科は省略、老人保健の診療報酬改定も同様の改定が行われた
1985	60.　3. 1	6.20%	3.30%	医科3.5％、歯科2.5％、薬局0.2％の引き上げ。技術料の重視、、プライマリーケアの推進、在宅医療の促進等の診療報酬の合理化の方向に沿い、医療費の適正化と医業経営の安定を図り、良質な医療の安定的供給を確保する 入院機能及び外来機能の重点的評価、病院・診療所間の連携の強化及び情報提供料の新設 手術の再評価と引上げ、診療行為間のアンバランスの是正、投薬・検査の適正化・合理化、新医療技術（超音波メス、磁気共鳴 CT 等）の導入歯科は省略、老人保健も同様。老人デイケア料の引き上げ
1986	61.　4. 1	4.30%	2.30%	医科2.5％、歯科1.5％、薬局0.3％の引き上げ。診療報酬の合理化、医業経営の安定化を図る観点から、在宅医療の推進、入院の適正化、技術料重視の方針。病院・診療所の機能の重点的評価を行う。病院・診療所間の機能別評価と紹介型病院加算の新設等連携の強化、在宅医療関係の指導料評価、精神科ナイトケアの新設等精神科医療の推進、入院時医学管理料の見直しや超過入院の是正等の入院の適正化。歯科については、再診時基本診療料の引き上げ、慢性疾患指導管理料の再編、歯科口腔衛生指導料等の引き上げ 老人保健の診療報酬は、在宅医療の促進、入院医療の適正化等を行った
1986	61.　6. 1			高齢化社会における歯科医療の重要性の視点からの改定1.0％の改定

出典：「厚生の指標　臨時増刊『保険と年金の動向』」昭和63年版、146頁～147頁「表73　診療報酬の改定の経緯」をもとにして、病院医療・入院医療に関するものを中心に抽出して再構成した。

・なお、1988年以降の動向については、117頁（表５－１）を参照。

までの診療報酬改定の主な内定内容をみたものである。ここではやはり一九七三（昭和四八）年以降の一〇年間に焦点を絞り、かつ膨大な経費のかかる病院医療・入院医療がどのように評価されていくかをみてみよう。

まず、便宜的に大まかな時期区分を行っておくと、新点数表の導入となった昭和三三年度を起点に高度経済成長が終焉する直前の改定である昭和四七年度までを第一期、昭和四八年を境にして低成長に入った最初の改定として昭和四九年度改定から老人医療無料化が廃止される昭和五八年度臨時改定までを第二期、そして昭和五九年度改定から昭和六三年度改定を第三期に分けて、とくに第二、三期を中心に病院医療・入院医療に対する考え方の変遷をみてみることにする。

一九七三年のオイルショック後の最初の改定となる昭和四九年は、表3-5にもあるように年二回の改定が行われ、医科に限っても二月時点で一九・〇％、一〇月で一六・〇％合わせて三五％の伸びを示している。この内容をみると、二月時点では、再診料、時間外加算、深夜加算、休日加算の新設、入院時医学管理料、室料、看護料等の引き上げが行われ、一〇月改定時においても再診料、往診料等に加えて緊急・救急、入院に係る費用が増額されている。先にみたように当然のことながら、国民医療費は前年度対比で二兆三千億円の伸びとなっている。この数値は、今日の感覚でみれば明らかに常軌を逸した数値である。この傾向が五三年改定まで続くが、一九八一（昭和五六）年六月の改定から様相が変わってくる。「最近における物価、賃金の変動等社会経済の実情に鑑み、国民の経済力を勘案し、医療機関の健全な経営及び医療の質の向上を確保するため、診療報酬の改定を行う必要がある……」との視点に立って、①技術料重視の診療報酬体系の確立、②薬剤部門及び検査部門の見直し、③プライマリー・ケアの充実と地域医療の確保、④保険外負担の解消を図ることを主眼とした考え方を示した。

この年は、三月に第二臨調がスタートし、国を挙げて行財政改革に取り組むことを宣言した年であることから、そのことを意識した考え方の上に立って改定を行っているが、ここで「質の向上」という言葉が登場し、その具体的方策として「技術料重視」という方向性が示されてくる。つまり診療報酬評価が「物から人」に変わってくる過程であり、一九九〇年代の医療制度改革に繋がっていく視点として注目されるところである。

次に、昭和六〇年の改定であるが、この年は第一次医療法改正が行われた年である。第一次医療法改正とは、医療機関の数の総量規制を目的に都道府県単位で地域医療計画を出させ、必要病床数を基準にした病院・病床の管理を行うことを目的とした改正であった。この改正は、二年の経過措置を設けたために、当時は「駆け込み増床」が問題となった時期である。表3-3をみると、昭和五〇年代から六〇年代にかけての病院・病床数の伸びは突出している。

このような背景から、診療報酬改定の内容も以下のような方針が示されている。「入院機能及び外来機能の重点的評価、病院・診療所間の連携強化及び情報提供料の新設、手術の再評価と引上げ、さらに診療行為間のアンバランスの是正、投薬・検査の適正化・合理化、新医療技術（超音波メス、磁気共鳴ＣＴ等）の導入を図った。」。以上の内容から、病院医療・入院医療」が急性期に特化していく傾向が読み取れ、これが素地となって一九九〇年代の本格的な医療制度改革へと繋がっていく。

次に、昭和六一年の改定をみてみると、「診療報酬の合理化、医業経営の安定を図る見地から、在宅医療の推進、入院の適正化、技術料重視の方針の下に、特に病院、診療所それぞれの機能の重点的評価を行う」としていることから、病院医療・入院医療を急性期に特化していくための前提条件として、まず病院と診療所の連携（病診連携）が診療報酬改定の主要テーマとなってきたことがわかる。また今回の改正では、「機能別評価」「紹介型病院加算」の新設、在宅医療関係指導料の評価、精神科医療の推進、入院時医学管理料の見直し、「超過入院の是正」等が新しい用語として加わり、老人医療については、在宅医療の推進、入院医療の適正化などの用語が登場するようになった。つまり、病院医療・入院医療を急性期に特化していく過程でその阻害要因となるいわゆる「社会的入院」

患者の退院促進のための受け皿整備という意図が読み取れる。

昭和六三年改定では、「診療所のプライマリー・ケア機能、病院の高次機能等医療機関のあるべき機能、特質に即した診療報酬上の評価（その一環として大学病院等高度専門病院における医療の見直し）、長期入院の是正のための入院時医学管理料の見直し等所要の改正、在宅医療推進のための独立した部の新設や新規項目の盛り込み……」等の「機能分担と連携」を図りながら、診療報酬の合理化を図っていく方向が明確に示されている。（六三年改定についてはー一七頁参照）

大学病院の評価については、第二次医療法改正で初めて登場する「特定機能病院」、長期入院の是正のための入院時医学管理料の見直しでは「療養型病床群」の設置と診療報酬支払いの「包括化」となって具現化してくる。また在宅医療推進のための独立した部の新設とは、一九九〇年代初頭から「病診連携室」や「地域医療連携室」という名称で、急性期医療機関に設置されるようになった。

6　まとめ—低成長経済下で高成長した日本の医療とは—

一九七三年は、「福祉元年」とも呼ばれ福祉充実のために大型予算が組まれ、また革新自治体の権勢もあって、福祉への期待感が高まった年でもあった。ところがこの年の十月いわゆる「オイルショック」によって、世界経済は一変し、日本も未曾有の経済的混乱を招いたことについては再三述べてきた。そしてこの混乱を乗り切るために、福祉予算の切り捨てる「福祉見直し」論が、政財界一斉に登場したのもこの時期であった。そして、当時の鈴木内閣が第二臨時行政調査会を組織し行財政改革に乗り出した。いわゆる「ゼロ・シーリング」ということばが盛んに使われ、増税なき財政再建が当時のスローガンであった。

ところが、医療に目を転じてみると、資料からは、国民医療費の伸びが国民所得に占める割合を高め、また一人当たりの医療費を上昇させ、国民の生活を圧迫していく様子が読み取れる。この原因は、今回は直接ふれることができなかったが、製薬資本と医療の癒着の構造が大きく影響している。一時マスコミを賑わした「薬価差益依存の体質の病院経営」、「老人で儲ける悪徳病院」などこの時代を象徴するフレーズがあった。開業医・勤務医の別なく医師を個人商店と見立てる薬販売の手法は、医師、医療機関との癒着が深く浸透し、個人商店から大型商店＝大規模病院と発展してきた(注7)。

また今日でこそ、平成二四年の診療報酬改定に登場した「在宅医療」は、特段新しいことばではないが、妙に新鮮味を感じるのは、わが国の医療が病院医療・入院医療を中心に、患者を病院に長くとどめること（社会的入院）によって、利益を生む構造になっていたからにほかならない。そのために多くの病院を作り病床を増やしてきた状況を数値は物語っている。

医療は、本来、公共投資によって国民の共有財産として運営されなければ、平等な医療は実現しないものと考える。しかし、実際は、一般企業のように「売る努力」をしないで、「国民皆保険」によって強制的に徴収され保険料に税金も投入され、「保険財源」といういわば「ダム湖」から、その水（＝診療報酬）をいかに有利に引き込むかということにのみ競争原理が使われている特殊な市場である。

日本の医療福祉実践は、残念ながらこの市場化された医療から様々なかたちで阻害され排除されてくる患者の支援に奔走する歴史であったと総括できよう。第Ⅲ部では、その実践的課題について考察を行っている。

【注】

（1）　神野直彦『「分かち合い」の経済学』岩波新書、二〇一〇、五〇頁。「一九七三年に生起したこうした三つの事件（チリ大統領アジェンデ暗殺、原油価格の高騰、パクス・アメリカーナ（筆者注：ブレトン・ウッズ体制）の崩壊は、第二次世界大戦後に先進国が挙って目指した福祉国家を支えていた条件が崩れていくことを雄弁に物語っていた。」。

（2）スタグフレーション（stagflation）：「景気停滞stagnationと物価上昇inflationの合成語で、これらが共存する現象をいう。物価水準は一般的傾向として好況期には上昇し、景気停滞期には低下するが、一九七〇年以降欧米先進国で生産が停滞し、失業率が増大するこの現象は新しい型のインフレーションとして注目され、七〇年六月のイギリス総選挙で保守党政権が成立したとき、蔵相I・マクラウドがイギリス経済の現状を形容して議会で使ったのが初めといわれる。この主な原因は、景気停滞期において軍事費や失業手当など主として消費的な財政支出が拡大していること、労働組合の圧力によって名目賃金が急上昇を続けていること、企業の管理価格が強化され、賃金コストの上昇が物価上昇に比較的容易に転嫁されていることなどにあるとされている。」（『ブリタニカ国際大百科事典』）。

（3）「日本型福祉社会構想」とは、一九七九年経済企画庁から公表された「新経済社会七カ年計画」のなかに盛り込まれた文章表現を総称して「日本型福祉社会構想」と呼ばれるようになった。

「欧米先進国へキャッチアップした我が国経済社会の今後の方向としては、先進国の範を求め続けるのでなく、このような新しい国家社会を背景として、個人の自助努力と家庭や近隣・地域社会等の連帯を基礎としつつ、効率のよい政府が適正な公的福祉を重点的に保障するという自由経済社会のもつ創造的活力を原動力とした我が国独自の道を選択創造する、いわば日本型ともいうべき新しい福祉社会の実現を目指すものでなければならない。」（一一頁）。

「……これらの意味において、これからの我が国が目指すべき新しい福祉社会は、日本人が持つ個人の自助努力と家庭や近隣社会等の連帯を基礎としつつ、効率の良い政府が適正な公的福祉を重点的に保障するような、いわば日本型福祉社会となろう。」（一五〇頁）。この構想がきっかけとなってこれまでの「公助、共助、自助」の序列が「自助、共助、公助」に置き換わった。

（4）「第二臨時行政調査会（第二臨調）は、一九八一年三月一六日経団連名誉会長土光敏夫をもとに組織された。第二臨調は、第一次答申（一九八一年七月一〇日）、第二次答申（一九八二年二月一〇日）、第三次答申（一九八二年七月三〇日）、第四次答申（一九八三年二月二八日）、第五次答申（一九八三年三月一四日）の五回の答申を行い、このうち第三次答申が基本答申といわれている。この第二臨調の歴史的位置について当時の文献には以下のように述べている。

「いま世界の先進諸国が、「小さな政府」を目指し、行政改革に取り組んでいる。オイルショックによって、社会経済構造の大転換が否応なしに要求され、肥大化した行政機構や仕組を簡素で効率的なものに作り変えなければ、国として存立不可能になったためである。わが国でも鈴木内閣が『最重要な政治課題』として行財政改革を取り上げ、〝ミスター合理化〟の異名を持つ土光敏夫氏（経団連名誉会長）を会長に、臨時行政調査会を発足させた（昭和五六年三月一六日、設置期間二年）。」（〝はじめに〟）。読売新聞政治部第二臨調取材班『第二臨調からの報告ドキュメント行政改革』潮文社、一九八一。

（5）吉見俊哉『ポスト戦後社会』（日本近現代史⑨）岩波新書、二〇〇九、七四頁～七五頁。

（6）大野和美「第三章　転機に立つ日本の福祉政策」『日本経済の現状一九八一年版』教育社、一九八一、二九四頁～二九五頁。

（7）千浦洋『医療商人―医薬の病める風景―』サイマル出版、一九八三。「多くの人たちが、毎日、全国の医療機関で治療を受けている。しかし、投薬される薬の名前も、成分、効能、副作用の有無など、なにひとつ知らされないまま（現在は飛躍的に改善されてきている＝筆者注）、口のなかにほうりこんでいる。どこの製薬会社で製造されたのか、また製造の過程など知るすべもない。」、「……しかし、医薬品の市場価格は、はるか水面下でアングラ取引されているのも事実だ。医師はこの安い薬を仕入れ、高い薬価基準によって利ザヤを稼いでいる。反面、所得税などは、まだかなり優遇されている。一律七二％控除はなくなり、五段階にわけて不公平税制是正への措置をとっているものの、医師にはそれに対する不満があり、打開策として、医薬分業を表看板とした第二薬局の設立にしのぎをけずっている。」（一頁～三頁）。千浦は、当時の製薬産業と医療の癒着の実態をこの文献によって紹介している。

第Ⅱ部　日本の医療から排除されていく人々

第Ⅱ部では、一九九〇年代初頭から本格的に開始される「医療制度改革」を、診療報酬改定の主要改定方針の変化を中心にして、第4章では、「医療制度改革と『社会的入院』問題——今日の医療制度改革と医療法改正——」と題して、まず筆者の問題意識を明らかにし、続けて今日の日本の医療の姿を医療法改正の経緯を主題に論じ、第5章では、「一九九〇年代の医療制度改革——診療報酬支払『出来高払い』から『包括払い』——」と題して、一九九〇年代の「機能分担と連携の医療」、第6章では、「二〇〇〇年代の医療制度改革——『医療と介護の連携』——」と題して、二〇〇〇年代から今日に至る「医療と介護の連携の医療」を主題に、診療報酬改定の経緯を二期に分けて論じる。

第4章　医療制度改革と「社会的入院」問題
――今日の医療制度改革と医療法改正――

1　今日の医療制度改革の視点と論点

1　市場化

第一に挙げなければならない問題は、医療・福祉・介護分野の「市場化」の問題であろう。一九九〇年代初頭から開始される今日の医療制度改革は、「医療の質の向上とコストの削減」を同時に追求するために、市場原理と競争原理を活用した改革であった。そして、その具体的な方法が診療報酬の支払い方式を「出来高払い」から「包括払い」に切り替えていくための様々な「仕掛け」や「仕組み」が、二年に一度改定される診療報酬制度を活用して、医療機関を一定の方向に導く政策がとられたことである。すなわち、政府主導の市場開放が本格的に展開されたと特徴づけることができる。

しかしながら、わが国は第二次世界大戦後、社会保障制度勧告等を通じて、第Ⅰ部でも論じたように、システムとしては高度な社会保障制度体系を形成してきた国である。しかし、世界的な経済変動とともに、福祉国家の体裁を整えることより、経済の国際競争力を優位に考える立場が優先され、ついに、少子高齢社会を背景とした財源問題を主たる理由とする医療・福祉・介護分野の市場開放の道が選択された。しかも医療と介護分野については、

「国民皆保険」により保険料が強制的に徴収されていること、さらに診療報酬・介護報酬制度によりサービス単価が公定価格化されているという一般市場にはない優位な条件を有している。このことによって、一般市場のように、「売る」努力が企業の生き残りの条件となるような厳しい環境でないことが特徴であることから、ステークホルダーの暗躍を防止するためにも政府主導の市場開放が選択されたものと思われる。

一九九〇年代から今日に至る約二〇年は、世界中がグローバリゼーション化の嵐に巻き込まれ、競争が過激化していく時代である。わが国も円高の影響を回避する目的で生産拠点の海外移転、いわゆる産業の空洞化現象に歯止めがかかっていない。このような現状下で第二次産業から排除される失業・半失業状態の労働者が増加の一歩をたどり、社会保障制度の根幹を揺るがす事態となってきている。その結果、ついにその財源の確保を名目に消費税増税という究極の選択がなされた。

問題は、このような市場化の嵐と先細る社会保障制度、さらには消費税増税という負担強化の今日的状況にあって、長期療養を余儀なくされた患者やその家族の生活、不安定就労の結果未曾有の生活問題に遭遇した人々、すでに障害等社会的ハンディキャップを有することで不利益を被っている人々などいわゆる「社会的弱者」の生活と人権が一層危機に晒されていくことである。

2　いわゆる「財源問題あるいは財源対策」の背景

第二の問題は、医療・介護・福祉の財源問題あるいは財源対策を理由に施策の先細りを合法化する政策である。第一の問題で指摘したように、この背景には医療・介護・福祉分野の市場開放という経済的要請があり、そのための障壁である社会保障制度の縮小化、すなわち公的責任の守備範囲を縮小化するための方便として、「少子高齢社会の財源問題対策」という術語（technical term）が駆使されていることである。

わが国の医療供給体制は、第Ⅰ部で検討したように「国民皆保険」体制を実現し、健康保険法で医療提供の根本を規定し、医療の平等性を実現するために診療報酬制度によって医療費の公定価格を定めている。しかし、実際の医療提供は、七〇％前後の民間医療機関を中心に、自由開業医制のもとで医師の自由裁量を保証した出来高払いの診療報酬制度体系を基本としてきた。つまり、保険診療であるにもかかわらず、医師の自由裁量を認め自由診療のような体裁を認めてきたことである。

さらに、「いつでも、どこでも、だれでも」という建前としての「医療の平等原則」があっても、国民皆保険下で提供されている「医療」の根本的な概念がはっきりしていないということである。例えば生活保護法の場合は、憲法第二五条第一項に規定された「健康で文化的な最低限度の生活」を、「生活保護基準」として実勢によってそれを客観的に評価する仕組みが完成しているが、医療には「医療の最低基準」という考え方は存在していない。

それは、医療技術は日進月歩していることから「最低基準」という考え方に馴染まない側面を有していることも事実である。しかし、医療には「ＥＢＭ（evidence-based Medicine）」という概念があり、李啓充によれば、「個々の患者の問題点に対し医学的に利用可能な最善のエビデンスを適用する医療」であると述べられ、日本に導入された際には、「治療のガイドラインに基づく医療をすること」という間違った考え方でキャンペーンを行ったと指摘され、コスト抑制のツールとして使われていることを批判している（注１）。

この原因を探っていくと、それは第2章で検討したように、当初「包括的医療」という概念が提起され、「医療とは何か」を問うキーワードはあったが、結局のところ「疾病の治癒」に限定された国民皆保険として体系化されていった経緯がある。さらに、実際の医療提供は、一部公的資金が投入された医療機関が存在するも、ほとんどは民間医療機関であり、経営は独立採算を基本とする民間企業体である。この民間企業体が、国民皆保険によって強制的に徴収された保険料を基本とする健康保険財源から、「出来高払い方式」で診療報酬の請求を可能にしていることであった。

つまり、国は、国民皆保険下で強制的に徴収されてきた保険財源を基盤に、極力公共投資は行わず、資本の論理に任せる民間医療機関の経営を容認してきた。この自由放任的な政策を、川上や孝橋らは「低医療費政策」と呼んでいる。(注2)

一九九〇年代初頭から始まる今日の医療制度改革は、この「低医療費政策」からさらに進んで、国は、今後の医療財源の見通しに対する危機感から、縮小化する医療財源の配分に関して強力な公権力の介入と、公的責任の守備範囲を縮小化するためにできる限り市場開放を行い民間事業者に委ねることを二本の柱として大規模な制度改革に着手したといえる。

かつての高度経済成長期に蓄えた有り余る保険財源を当てに、老人医療無料化制度の後ろ盾もあり「社会的入院」患者を取り込むだけ取り込んで暴利を貪っていた時代から、少子高齢社会にむけて財源の枯渇が予測され、社会的入院患者で収益を当てにできない経済環境になり、入院医療から積極的に社会的入院患者を排除する政策に転換したのが一九九〇年代から今日に至る医療制度改革である。わが国の国民医療費が諸外国と比べて決して高くはないにもかかわらず、なぜ「社会的入院」患者を医療費の無駄の張本人として祭り上げたのか。それはグローバリゼーション下、経済の低迷を乗り切るために、さらに「低医療費政策」を推し進める必要ができてきたからであろう。

3　地域格差

医療の地域格差は深刻である。医療の市場化は、「産科医療」や「小児医療」、「難病医療」などいわゆる「不採算部門」からの撤退、さらに地方の貴重な医療資源である公立病院の軒並みの経営難と医師不足が重なって休眠ベッドの増加や廃院など、地方の生命線が断たれる事態となっている。
「機能分担と連携」で始まった今日の医療制度改革は、文字どおり一医療機関完結型の医療から地域連携型医療に切り替え、さらに二〇〇〇年代に入り介護保険制度を当てにした「医療と介護の連携」で今日に至っている。

一見すると、一人の患者やその家族を様々な専門機関が支えるという意味では、理想的な姿を想定しているようにも思えるが、この改革の前提には連携する相手があって初めて成り立つ論理である。社会資源の量を比べると大都市およびその近郊地域と過疎化・廃村の進む地方とでは、あまりにもその格差が大きいのが現実である。つまり「機能分担と連携」や「医療と介護の連携」をスローガンによる政策転換は、医療の地域格差をさらに増大させ、地方の医療崩壊に拍車がかかったという現実があることを強調しておきたい。

平成二四年度は診療報酬と介護報酬の同時改定であり、医療と介護の連携が強調され、厚生労働省は「在宅医療・介護あんしん二〇一二」という一般向け広報資料を公開している。この政策提言も、国が全国の先進事例やモデル事例を紹介し、それを「目標」に定めて一定の方向に導く「管理競争（managed competition）」的の手法がとられていることである。(注3)

そもそも格差・不平等を極力小さくしようとするのが、ナショナル・ミニマムであるが、残念ながら、現状においては医療も介護もナショナル・ミニマムは存在していない。つまり、国家は、方向性は示すがそのことに極力介入しないという自由放任の立場をとっている。その意味からこの政策提言は、医療と介護の市場化・商品化を益々加速させる提言であるということができる。現場は、この目標に向かって進むことを約束され、目標達成のために、「質の向上とコストの削減」を続けて行かなければならない。

4　国家責任・公的責任

医療と福祉の国家責任について、戦後経過を確認しておきたい。医療は国民皆保険により、限定されてはいるが、医療の平等原則は一応確保されているという普遍主義的な観方が一般的であろう。しかし、社会福祉は、第1章で検討したように、ＧＨＱの占領政策下のＳＣＡＰＩＮ７７５が「公的扶助の三原則」において、その国家責任が約束されＧＨＱの本意とは違った国家責任の有様として中央集権的な措置制度体系が社会福祉制度の骨格を形成した。強力でしかも消極的な選別主義による制度体系であったことから、様々な矛盾が顕在化して朝日訴訟等、訴訟によってその是非を問われた事案も多い。ここでは社会福祉と国家責任について考えてみたい。

一九八七年の「福祉関係八法改正」において、生活保護法等一部を国の「機関委任事務」として残しつつも、その行政権限を原則国から県または市町村に移し、一九九八年の地方分権一括法で、生活保護行政も都道府県の責任で行う「法定受託事務」として、ついに社会福祉行政分野の「機関委任事務」を全廃した。

シャウプ勧告以来長年の課題であった「地方分権」は、中央集権の象徴でもある「機関委任事務」を全廃したことによって、憲法第九二条のいわゆる「地方自治の本旨」が、少なくとも社会福祉の分野において地方の独自性が発揮される環境が整ったとして評価された。

そして、社会福祉基礎構造改革（一九九七年）では、「福祉の措置」という恩恵的で法の受動的利益という限られた対象者の権益を、利用者の意志と選択の自由を保証する「契約」という概念に置き換えることによって、利用者の権利擁護が実現するともてはやされた。しかし、当初からその権利行使には利用者の意志能力を前提としており、選択の自由が、果して社会福祉の対象者のすべてに保証されていくのかという疑問もあった。そもそもこの選択の自由という概念は、福祉国家論にいうところの「結果の平等」を意味してはおらず、あくまで自由主義国家論にいうところの「機会の平等」である。

つまり、地方分権化政策は、社会福祉の国家責任を弱め、さらに社会福祉基礎構造改革で「契約」の概念が導入されたことによって、社会福祉サービスが公的サービスではなく、商品として提供される民間サービスに変わってしまった。つまり、社会福祉の国家責任は、この改革を通じて当事者責任（連帯責任）と自己責任の範疇に転嫁されてしまった。

今日、医療・介護・福祉分野において「地域移行」というキーワードが多用されるようになった。この言葉は注意しておく必要がある。つまり、その理念にあるものは「自立支援」の場として在宅や地域が政策的に想定されていることである。背景には、病院の入院患者、生活施設の入所者、刑余者などの退院・退所促進が、経済的・財源的理由のもとに推進され、その受け皿のキーワードとして「地域福祉」やその具体的方策としての二〇一二（平成二四）年の介護報酬改定で本格化した「地域包括ケアシステムの構築」という自己責任と連帯責任を強化した政策誘導である。

「自立支援」という言葉の響きにごまかされ、医療・介護・福祉の国家責任や公的責任が限りなく形骸化されていく状況に、なんとか歯止めをかけていかなければならない。

5　マイノリティ

ようやく医療・介護・福祉分野において、「自立支援」というキーワードが一般化し、従来の「当事者が変わる」「当事者を変える」思想から、「周りが変わる」「周りを変える」という考え方に変わってきた。しかし、これはあくまで理想であって現実とは乖離がある。中西正司・上野千鶴子『当事者主権』（岩波新書、二〇〇三）は、多数決を前提にしたマジョリティの論理やパターナリズムの論理を当事者運動のなかから徹底的な批判を行い、マイノリティの自立とその支援のあり方を提言している。

医療・介護・福祉分野は、様々な立場の利害が錯綜する分野でもある。とくに診療報酬や介護報酬の改定に際しては、ステークホルダーの利益誘導が活発に行われる場面であるが、少なくとも当事者を中心に検討されているとは言い難い。

平成一八年から二四年の四回の診療報酬改定のうち、平成一八年と二四年は介護報酬改定と同時改定が行われている。平成一八年の改定では物議をかもした療養病床二三万床の削減計画を公表し、二四年度改定においては、「在宅医療」を強調して病院医療・入院医療から長期療養患者を完全に締め出す方針が示されている。つまり、介護現場で長期療養患者の医療を行うことを意味しており、介護職の看護行為（痰の吸引等）への介入も認められた。

地域では「地域移行」が福祉分野共通のキーワードとなり、病院から施設へ、施設から在宅へあるいは就労支援へ、そして「地域包括支援システム」という地域支援の体制づくりが議論の的となっている。

産業の空洞化により、職を求めて地方から都市部への人口移動に歯止めがかからない。そして、取り残された高齢者とその家族に対する地域支援も極めて手薄な状況である。いったい誰が地域支援を行うのか、過疎地域、過疎化に向かう地域は死活問題である。マイノリティはもはや人だけの問題ではない、取り残される地域ももちろんマイノリティである。

2　「社会的入院」問題の歴史的展開

1　戦後の医療と福祉の基本構造と社会的入院の構造的問題

以上述べてきた五つの視点と論点から、今日の医療制度改革で象徴化されている「社会的入院問題の歴史的展開」について、戦後の医療と福祉の基本構造とその限界から生起した構造的問題であることを提起しておきたい。

戦後の医療と福祉は、「国民皆保険」を基本とした医療提供体制、「措置制度」を基本とした社会福祉供給体制が体系化され、それぞれ改変を繰り返しながら今日に至っている。そして、医療は一九九〇年代初頭から、社会福祉は二〇〇〇年からその様相を大きく変え、前者は「いつでもどこでもだれでも」という医療の平等原則に終止符を打ち、「機能分担と連携」の医療として複数の医療機関が連携して治療に係る体制がスタートした。後者は、長く続いた「措置制度」を一部残ししつつ終焉を迎え、二〇〇〇年の介護保険制度の施行から、従来の公的サービス（「福祉の措置」）中心の供給体制から民間事業体のサービス（「商品」）を「契約」して利用する体制に変わった。両者の基本構造を整理すると以下のようになる。

戦後の医療制度体系は、一九五六年に完成をみる「国民皆保険」体制を起点として、医療の平等原則が実現したこと、そして「包括的医療」という概念が提起され「医療保障」が実現したかにみえたが、実際は疾病の治療にかかる医療費を公的保険で対応するというかたちに落ち着いており、現在もこの体制は継続されている。この背景には戦後の高度経済成長を支えた日本的雇用慣行（年功賃金、終身雇用、企業別組合）が、社会保障の機能の大部分を抱え込んでおり、そこからはみ出す部分、すなわち疾病の治療にかかる医療費を公的保険が対応するという補完的役割で済んでいたことがその特徴として挙げられる。

同じように戦後の社会福祉制度体系も、民法による「扶養義務者」による私的扶養を前提に、それを補完・代替する程度の収容保護施策の期待から、実質的に社会事業の体裁で済んでいたという歴史的特殊性が指摘できる。

2　高度経済成長の終焉と社会的扶養問題の顕在化

ところが、一九七三年のオイルショックを契機に高度経済成長の終焉と景気の急激な落ち込みにより、それに対応する産業構造の転換が急務な課題となった。この産業構造の転換は、当然「日本型雇用慣行」の終焉も意味していた。要するに日本型雇用慣行によって、社会保障機能の多くがカバーされていたわけであるが、日本型雇用慣行が先細りするなかで、むき出しになってきた様々な生活・福祉問題に対して、社会保障・社会福祉制度が柔軟にそして抜本的な対策を立ててきたかどうかがひとつの論点である。

例えば、一九七三年以降急激な経済変動のなかで、家庭婦人の社会参加・労働参加が積極的に推進され、いわゆる「共働き」という現象が一般化していくが、それに対応するような子育て支援策は、当然労働問題の範疇として議論されるべき課題と思われる。当時から児童福祉法上の「保育に欠ける」概念を根拠とした保育問題としての姿勢を崩さず今日に至っている。「保育所不足」という言い古された言葉が現在もその新鮮さを失わず語られるということは、労働問題対策としては全く無策な状況が延々と今日まで続いているという証であろう。

日本的雇用慣行が崩れた後の社会的施策は、保育に限らず、老親扶養でも同じことが言える。この章のタイトルにある「社会的入院問題」というキーワードは、まさに保育問題と同様、高齢者の社会的扶養対策がいかに無策であったかを象徴する言葉である。

さて、一九七三年の急激な経済変動により、世界経済も大きく変動し、社会保障制度を支えているいわゆる「大きな政府」（福祉国家）への批判が高まり、経済活動を重視し社会保障制度の規模を限りなく小さくすることを是とするいわゆる「小さな政府」（新自由主義国家）を主張する経済学が台頭してきた。一九七三年六月には「福祉元年」というスローガンが登場し福祉充実が高らかに謳われたが、わずか四カ月後の十月には「福祉見直し」が政財界から噴出して、福祉拡充は急速に縮んでいった。そして、ついに一九七九（昭和五四）年に当時の経済企画庁から出された「新経済社会七カ年計画（通称「日本型福祉社会構想」）」によって、噴出する種々の社会的扶養問題は、伝統的な家族扶養観に基づく「私的」な問題として収斂されてしまった。以後、今日の自己責任偏重の風潮として蘇っている。

その後、一九八〇年代から本格的に開始される地方分権化は、とくに社会福祉分野においては、中央集権的な措置制度からの脱却を旗印に、「国から地方への権限移譲」をスローガンとした社会福祉関係法令の改正が行われ、二〇世紀末に「地方分権一括法（一九九八年）」の成立、「社会福祉基礎構造改革（中間まとめ）一九九七年」などが公になり、一九八〇年代から一九九〇年代の終わりにかけて、社会福祉分野の国家責任が後方支援に回り、代わって自己責任や連帯責任が前面に出る政策転換を完成させている。こうして「小さな政府」が末端まで浸透していった。

３　「低医療費政策」と「社会的入院」

川上は、行き場のない高齢者が病院のベッドを占領し、病院を家代わりアパート代わりに利用する実態に対してそれを「社会的入院」と呼び、またそのような「患者」を病院が受け入れる実態に対して「福祉の医療化」と表現した。川上は、この背景に社会福祉対策が貧困・低所得を対象とし、限定的でしかも施設収容中心の施策であること、また一方ではそのような「患者」を引き受けることで経営が成り立つようなわが国の医療政策の貧困な実態を「低医療費政策」を呼び痛烈な批判を行っている（注４）。

しかしながら、わが国の医療は、皮肉なことにこの「低医療費政策」を背景にして膨大な利益を得る構造にもなっており、それを利用して医業経営の発展に貢献することを「医師のサクセスストーリー」ともてはやす傾向も出現した。

そもそも「社会的入院」とは、家族・近親者等により家庭内で対処できる看護・介護の体制もなく、しかも地域や社会で支える手立てがない状態で、病院への入院が選択される実態に与えられた名称である。この背景には一九七三（昭和四八）年から一〇年間続いた「老人医療無料化」制度が関係しているものと思われるが、一方では「特別養護老人ホーム」に対するネガティブなイメージも関係していた。すなわち、老人福祉法制定前の生活保護法下の養老施設（養老院）のイメージをそのまま反映し、「お上のお世話になりたくない」「老人ホームに行くくらいなら病院の方が世間体がよい」とする国民感情があった。

どのような理由であろうと「入院」となったら、その人は「患者」である。誤解を恐れずに表現すると病院はその人を「患者」に仕立て上げなくてはならない。「検査」をして異常数値を発見し、それに病名をつけて「治療」の根拠を明示し、薬を処方して「治療」を開始する。栄養補給と称して「点滴」を行い、「安静」の指示を出して寝かせておく。そして、一週間も経たないうちに「寝たきり老人が完成」しベッドを占有する。典型的パターンである。これが社会的入院患者を取り込んで暴利を貪る当時のいわゆる「老人で儲ける悪徳病院」の実態であった。

一九九〇年代は、逆に取り込むだけ取り込んだ「社会的入院患者」が儲けの対象にはならない状況になり、いかにして排除するか、さらに社会的入院患者の概念を拡大して入院治療の必要な患者（状態はほぼ安定しているが重篤な状態にある患者）まで排除する政策（急性期医療中心の医療）に転換させる時代の始まりということができよう。

「社会的入院問題」は、医療の枠の中だけで考えていてもその本質はみえてこない。それはわが国の社会福祉制度体系が中央集権的な「措置制度」体系であったことと、「日本型福祉社会構想」が提起したような伝統的な家族扶養を美化する風潮のなかで、戦後の社会福祉制度体系が非常に消極的でかつ救貧的な性格を有していたことが背景にある。すなわち、日本国憲法第二五条の第二項には、社会福祉と社会保障が補い合うように列挙されているが、実際は、社会保障制度は西欧型福祉国家のイデオロギーを土台としており、社会福祉は、伝統的家族扶養観つまり扶養義務者による私的扶養を補うかたちで制度体系ができあがっており、社会保障と社会福祉は同じイデオロギーから体系化されていないことから、今日の医療制度改革によって排除された社会的入院患者は、どこにも受け皿のない状態で放り出されることとなった。これが、社会的入院問題が構造的問題であることの根拠である。

以上の前提的考察を踏まえて、わが国の医療の方向性を指し示す中心的な存在である医療法改正の変遷をたどってみる。

3　日本の医療の姿―医療法改正の経緯から―

今日の医療制度改革は、さきにも述べたように財源論から出発し、それを理由に医療保険の守備範囲の縮小化とその縮小化した部分から市場開放を行い、医療サービスの商品化を志向している。一九九〇年代初頭から開始される「医療の質の向上とコストの削減」を目的とする医療制度改革はそれを象徴している。そして、毎時の「診療報酬改定」が、限られた保険財源の配分をめぐってステークホルダーの利益誘導が活発となり、ついに「医療の質の向上」は高度急性期医療のための技術開発に関心が移り、「コストの削減」は社会的入院患者の排除に振り向けられるという異質な構造が一般化してきている。すなわち、文字どおり「国民不在」である。

権丈は「……いかなる公共政策にも共通する性格であるが、いずれのステークホルダー（利害関係者）が最もまともな主張しているのかの判断が、普通の有権者にとって極めて難しいのが医療問題である」と述べているように、複雑な医療提供体制の理解と高度先進医療の技術的評価などは、いくら医療の透明性や説明責任が向上しても一般市民がこれを評価することは極めて難しい（注５）。

以下、今日の医療制度改革を概観するために、医療法改正に焦点を当てて第一次から第五次までの経過をたどってみることにする。

1　「医療法」とは

医療法の目的は、法第一条に「この法律は、病院、診療所及び助産所の開設及び管理に関し必要な事項並びにこれらの施設の整備を推進するために必要な事項を定めることに等により、医療を提供する体制を図り、もって、国民の健康の保持に寄与することを目的とする。」となっている。医療法は上記の目的を実現するために、医療施設の計画的な整備や医療施設の人的構成、構造設備、管理体制、医療法人等について規定している。

表4-1は、第一次医療法改正から第五次の医療法改正の主旨と主な改定内容を示したものである。医療法は、一九四八（昭和二三）年に、終戦後の医療水準と病院の施設基準を整備することを目的に、GHQの指導により制定された。以後、微細な改定を三〇数回行っているが、抜本的な改革は、一九八五（昭和六〇）年まで行われることはなかった。この第一次医療法改正は、高騰する国民医療費を背景に、医療機関の量的整備と地域的偏在の是正を目的に、都道府県別の地域医療計画制度の導入を柱とするものであった。以下、第一～五次医療法改正の概要とこの時期の医療機関の動揺について述べることとする。

2　第一次医療法改正

第一次医療法改正は、医療施設の量的拡大に終止符を打つことを目的として一九八三（昭和五八）年に改正案が提出され、二年後の一九八五（昭和六〇）年一二月二〇日に参議院本会議で可決、成立した。これを受けて政府は翌年一月末に都道府県に対し、以下のような「医療計画策定指針案」を提示した。

①広域市町村圏を基本に二次医療圏を設定し、一般医療を充実させる。
②都道府県単位の三次医療圏を設けて、特殊で高度な医療需要に対応する。
③二次医療圏ごとに一般病床の必要数を算定し、三次医療圏ごとの精神病床と結核病床の必要数を算定する。

表４－１　１～５次までの医療改正の流れ

医療法　1948（昭和23）年制定

第１次改定　1985（昭和60）年
1　医療圏の設定
2　地域医療計画策定の義務化
3　医療法人の運営の適正化と指導体制の整備→１人医療法人制度の導入（医療施設の量的整備から質的整備）
4　老人保健施設の創設

第２次改定　1992（平成４）年
1　医療施設機能の体系化（特定機能病院・療養型病床群の制度化）
2　医療に関する適切な情報提供
3　医療の目指すべき方向の明示
4　業務委託の水準確保
5　医療法人の付帯業務の規定

第３次改定　1997（平成９）年
1　療養型病床群制度の診療所への拡大
2　地域医療支援病院（コミュニティホスピタル）の創設（200床以上、ネットワーク機能、救急救命機能、臨床研究機能等）
3　医療計画制度の充実
4　医療法人の業務範囲の拡大

第４次改定　2000（平成12）年
1　入院医療を提供する体制の整備（病床区分の見直し＝５区分）
2　医療における情報提供の推進（広告規制の緩和）
3　医療従事者の資質の向上
（医師・歯科医師の臨床研修の必修化）→改正医師法（16条３）

第５次改正　2006（平成18）年
1　医療計画制度の見直し等を通じた医療機能の分化・連携の推進
2　地域や診療科による医師不足問題への対応
3　医療安全の確保
4　医療従事者の資質の向上
5　医療法人制度改革
6　患者等への医療に関する情報提供の推進

出典：厚生の指標 増刊「保険と年金の動向」2010／2011年、（財）厚生統計協会

第一次医療法改正では、いわゆる「駆け込み増床」という現象が起こり、大きな波紋を投げかけることとなった。表4-2は、医療施設数の動向から駆け込み増床の実態を見たものであるが、一九八五（昭和六〇）年ようやく戦後最低の伸びとなり、施設数の増加が終息に向かうものと期待されたが、地域医療計画の策定指針が明らかとなった一九八六（昭和六一）年には、全国で一年間に前年度比四五・五％増の六八六二三床の申請があり、六五六一六床の開設が許可された。表4-2でもわかるように一九八六年から一九九〇年の五年間で一七〇五一四床、医療施設数で四八八という結果となった。

この背景には、厚生省が、都道府県による地域医療計画策定と公示を法成立時の一九八五年から五年後の一九九〇（平成二）年三月末までに行うこととしたことが駆け込み増床の原因と思われるが、この間駆け込み増床を抑える通達は出したものの、何ら罰則規定を設けなかったことなどが影響して増床に歯止めがかからなかったものと推測される。

いずれにしても、当時の官僚をして「医療の世界においても、量の時代は終わり、質の時代が到来した」と言わしめたように、続く「第二次医療法改正」の大きな布石であったと言える。（注6）

3　第二次医療法改正

戦後の医療保障制度体系は、国民皆保険という保険財源の安定的供給体制をもとにして、医療の平等原則、すなわち「いつでも、どこでも、だれでも」同じ医療が供給されるという医療のフリーアクセスを実現した。それは、国民にとって「安全」と「安心」が確約された画期的な社会保障制度体系であった。

しかし、高度経済成長期を経て人口の高齢化による少子高齢社会の本格的到来を控えて、保険財源の枯渇とともに国民皆保険体制への危機を回避することを目的に、第一次医療法改正で量の増加に歯止めをかけ第二次医療法改

表４−２　駆け込み増床の実態

西　暦	年　号	医療施設	増　減	病床総数	増　減
1981	56	9,224	169	1,647,818	40,336
1982	57	9,403	179	1,688,152	40,334
1983	58	9,515	112	1,726,496	38,344
1984	59	9,574	59	1,750,768	24,272
1985	60	9,608	34	1,778,979	28,211
５年間合計			553		171,497
1986	61	9,699	91	1,816,194	37,215
1987	62	9,841	142	1,860,595	44,401
1988	63	10,034	193	1,911,152	50,557
1989	1	10,081	47	1,938,980	27,828
1990	2	10,096	15	1,949,493	10,513
５年間合計			488		170,514
1991	3	10,066	−30	1,957,614	8,121
1992	4	9,963	−100	1,957,548	−66
1993	5	9,844	−119	1,946,255	−11,293
1994	6	9,731	−113	1,939,538	−6,717
1995	7	9,606	−125	1,929,397	−10,141
５年間合計			−487		−20,096

出典：厚生の指標「国民衛生の動向」を筆者が参照して作成

正で医療の質を高める改革に着手した。

第二次医療法改正について、その概要はすでに拙著で詳しく論じてあるので、この改正の要点を中心に論じることにする。(注７)第二次医療法改正は、その政策的スローガンが示すとおり「機能分担と連携」を掲げ、これまでの医療提供体制の抜本的な改革に着手した。そして、専門特化した機能を重視する施設として、最高度の急性期医療機関として「特定機能病院」、慢性期医療を専門とする機関として「療養型病床群」という施設モデルを提示したことをもっとも大きな特徴として挙げることができる。

当時の厚生省が作成した「医療法改正の概要」をみると、改正の背景、現行制度の問題点、改正の主題、改正のポイントの順に要点がまとめられているので、要約して紹介する。

①医療法改正の背景――「医療法は、昭和二三年、急性疾患中心時代に制定された法律。その後の人口の高齢化、疾病構造の変化、医学医術の進歩等に対応しきれない。」

②医療供給体制の問題点――（一）適切な患者の流れができていない。（患者の大病院集中、三時間待って三分診療、十分な説明がない等の不満）（二）医療施設の機能分担の仕組みがないため、医療資源の使用の効率が悪い。（高額機器の導入競争等）（三）長期入院患者への対応力不足。（長期入院患者の生活について配慮が不十分）

③改正の主題――「良質な医療を効率的に提供するための医療供給体制の改革へ」とし、具体的に（一）患者が病状に応じ最適な医療施設で医療を受けられるように患者の流れを形成。（二）医療施設の機能分化とそれに応じた人員配置、医療施設の相互の連携の推進。（三）患者に必要な情報の提供の確保。

④医療法改正のポイントとして、四つの項目を提示。（一）医療のめざすべき方向の提示では「医療の質の向上をめざす」。（二）医療施設機能の体系化では「特定機能病院」と「療養型病床群」の創設。（三）医療に関する適切な情報提供では情報開示、広告基準の設定、診療科名の規定の整備。（四）と（五）は省略。

以上が、第二次医療法改正に関する当時の厚生省の概要説明である。そして、この内容をスローガン的に表現したものが「機能分担と連携」である。注意を要するのは、この政府の主張を読んでいると、機能分担と連携による医療が医療の質を向上させ、同時にコストの削減につながるという論理が、実はその逆で、結論に理由を合わせている感が否めないことである。

第一次医療法改正で、政府が医療の量的供給は終焉したと判断し、第二次医療法改正で、個々の医療機関の「質の向上」を課題とするなら理解もできるが、それがなぜ、「機能分担と連携」によって質の向上を図らなければならなかったのか、その必然性がこの政府文書では明らかになっていない。ここが国民の立場に立ったとき重要な視点である。つまり「機能分担と連携」による医療提供に変わることによって、患者は複数の医療機関を渡り歩くことになり、患者が病院を選ぶ「フリーアクセス」から、医療機関が患者を選ぶ体制になることによって、確実に医療の平等原則は崩壊してしまう結果となるからである。

ところで、「機能分担と連携」というとき、「どのような機関同士がどのように連携するのか」という点が重要である。先に紹介した「医療法改正の概要」においても④の「医療法の改正のポイントに『特定機能病院』と『療養型病床群』」という医療機関の機能をイメージしたモデルを提示しているのみである。しかし、このモデル提示がきっかけとなって「急性期医療」を担う医療機関と「慢性期医療」を担う医療機関という区分が行われるようになった。次に「急性期医療機関」の担う急性期とは「どこまでか」という議論が起こり、その物差しに「入院期間」が目安とされることとなった。

問題は、急性期医療と慢性期医療の機能分化の目安に、なぜ「入院期間」の長短を用いたかという点に尽きる。「平均在院日数」という経営指標の導入とその「短縮」という数値目標の設定は、紛れもなく国民医療費の効率的・合理的運用がその意図としてあり、まさに医療経済的観点からの機能分担と連携であることから、その主題は医業経営にあることがわかる。つまり、患者の視点からの「機能分担と連携」ではないことは明らかである。

第二次医療法改正でにわかに注目を浴びることになったのは、いわゆる「社会的入院患者」である。かれらは、医業経営的には急性期医療を必要としなくなった患者が治療以外の理由で入院を継続している患者である。この患者は、保険者側からは医療費の無駄の元凶として位置づけられ、社会的には、療養の場の確保が人的にも物的にも整わない生活・福祉問題の担い手でもあり、二重の課題を背負った患者である。つまり、社会的入院問題とは、医療と福祉の狭間で起こる社会問題である。

4　第三次医療法改正

第三次医療法改正は、一九九七（平成九）年に行われた。主な内容は以下のとおりである。①医療提供に当たり、医療の担い手が適切な説明を行い、医療の受け手の理解を得るよう努める旨を規定、②診療所への療養型病床群設置の拡大、③地域におけるかかりつけ医、かかりつけ歯科医などを支援し、紹介患者への医療提供、施設・設備の共同利用や開放化、救急医療の実施などを行う「地域医療支援病院」の制度化、④医療計画における必要的記載事項の追加（療養型病床群の整備目標、設備、器械・器具の共同利用、医療施設相互の機能の分担と業務の連携ほか）、⑤医療法人の附帯業務の拡大（第二種社会福祉事業のうち、老人居宅介護等事業などの厚生大臣（当時）の定めるもの）、⑥医療機関の広告できる事項の追加（療養型病床群の有無、紹介先の病院・診療所の名称）などである。

そこで、第三次医療法改正の目玉である「地域医療支援病院」について今少し詳しくみてみよう。改正医療法の第四条以下に「地域医療支援病院」が規定されている。

「地域医療支援病院制度は、医療施設の機能の体系化の一環として、紹介患者に対する医療提供、医療機器の共同利用の実施等を通じてかかりつけ医、かかりつけ歯科医等を支援する能力を備え、かかる病院としてふさわしい構造設備を有するものについて、都道府県知事が地域医療支援病院の名称を承認するもの。」

この趣旨からみてもわかるように、病院が地域の開業医と競合しないよう開業医などの紹介を前提にした病院医療・入院医療を行う専門機関として位置づけていることがわかる。そこで、制定当時の地域医療支援病院の承認要件についてみてみよう。詳細は表4-3を参照されたい。

まず、設置要件としては二次医療圏に一カ所、病床数は二〇〇床以上、紹介率は八〇％以上、許可病床数の一・五倍未満の外来患者、共同利用（「開放型病院」であれば可）の実施、二四時間の救急体制、集中治療室・病理検査施設・病理解剖室等の設備などが詳細に規定されている。表4-3にあるように、地域医療支援病院の承認要件をク

表４－３　地域医療支援病院の概要（制定当時の承認要件）

法的根拠は医療法第四条以下に示されている
１．趣旨
　知己医療支援病院制度は、医療施設機能の体系化の一環として、紹介患者に対する医療提供、医療機器等の共同利用の実施等を通じてかかりつけ医、かかりつけ歯科医等を支援する能力を備え、かかる病院としてふさわしい構造設備等を有するものについて、都道府県知事が地域医療支援病院の名称を承認するものであること。
２．承認要件
（１）開設者：国、都道府県、市町村、特別医療法人、公的医療機関、医療法人、民法法人（社団、財団）、学校法人
（２）設置
・都道府県知事の承認・・・承認には、地域医療計画に基づき、都道府県医療審議会の意見を聴く。およそ２次医療圏に１カ所
（３）病床数
・原則200床以上、ただし、知事が必要と認める場合はこの限りではない。
（４）紹介患者比率
・紹介患者比率が原則80％以上（ただし、60％以上で80％を達成することが見込まれる場合、２年間の計画を作成することにより認められる）。

$$\text{※紹介率} = \frac{\text{紹介患者数} + \text{即日緊急入院患者数}}{\text{初診患者数} - \text{休日夜間初診患者数}}$$

（５）共同利用の実施
・当該病院の建物、設備、機器を地域の医師等に利用させる体制が確保されていること、共同利用のための病床を有すること。※開放型病院であれば可と考えられる。
（６）緊急医療の提供
・24時間体制で入院治療を必要とする重症救急患者に必要な、医師等の医療従事者。優先または専用の病床。必要な診療施設が確保されていること。
（７）地域の医療従事者に対する研修の実施
※医師、看護師等の他、救急隊員 etc
（８）地域医療支援病院としての所用施設設備
・集中治療室・化学、細菌、病理の検査施設・研究室、講義室、図書室
・患者輸送車・医薬品情報管理室
（９）地域医療支援病院内に設けられる委員会の設置
※地域医療支援病院評議委員会
・委員会の目的は、地域医療支援病院の業務遂行状況について審議し、当該病院の管理者に意見を述べることである。
・委員会構成は、当該地域の医師会等関係団体の代表、所在する自治体の代表、学識経験者等であること。自院関係者以外で、委員会の大半を構成すること。
・開催は、四半期に一度程度を原則とする。
・当該病院の管理者は、委員会からの意見を、最大限尊重すること。
３．地域医療支援病院の診療報酬
①（初診時）紹介患者加算
(1)地域医療支援病院の紹介率80％以上　400点
(2)地域医療支援病院の紹介率60％以上　300点
※現行は一般病院の紹介率で30％以上　150点
②入院診療加算（入院初日のみ）
(1)紹介率80％以上　900点
(2)紹介率80％未満　490点
③診療情報提供料

紹介先	地域医療支援病院	現行	
診療所	520点	520点	±０
200床未満病院	520点	220点	±300点
200床以上病院	220点	220点	±０

出典：筆者作成

リアーすると、診療報酬上の諸加算が高く評価され、一医療機関の病院収益のほとんどを入院医療に限定しても採算が取れるようになっている。つまり、地域医療支援病院を中核とする急性期医療機関の徹底的な外来抑制にその意図があった。しかしながら、承認要件が高すぎ、現在は様々な要件が緩和されてきている。

5　第四次医療法改正

第三次医療法改正後、医療技術の進歩に伴う医療の高度化、専門分化に対応するとともに、医療に関する情報提供についての国民の需要に応じ、良質かつ適切な医療を効率的に提供できる体制を整備するため、二〇〇〇（平成一二）年第四次医療法改正が行われ、翌年三月に施行された。

第四次医療法改正の最大のポイントは、「入院医療を提供する体制」の整備として、一般病床と療養病床の区分を行い、各医療機関は二〇〇三（平成一五）年八月三一日までに、いずれかを選択するかを届出することが義務づけられたことである。改正医療法では以下のような規定が盛り込まれた。

病床区分の見直しとして、結核病床、精神病床、感染症病床を除いた「病床（従来の『その他の病床』）」を「一般病床」と「療養病床」に区分した。そして、①一般病床とは、精神病床、感染病病床、結核病床及び療養病床以外の病床とした。看護婦配置基準も入院患者四人に対し看護婦一人の基準を入院患者三人に看護婦一人に引き上げた。病床面積も新築及び全面改築の場合、患者一人当たり六・四㎡以上に引き上げた。②療養病床とは、精神病床、感染症病床、結核病床以外の病床であって、主として長期にわたり療養を必要とする患者を入院させるための病床とした。人員配置及び構造設備基準は、現行の療養型病床群と同じとした。

そして、現行の「その他の病床」を有する病院は、施行日から二年六カ月（平成一五年八月三一日）以内に新たな病床区分の届出と行うこととされた。また、人員配置基準については、へき地・離島などの病院または現行の「その他の病床」を有する病院が二〇〇床未満の中小病院については施行後五年間の経過措置を設けた。

この病床区分は、二〇〇二（平成一四）年度の診療報酬改定によって、以下の内容が明らかとなった。つまり、一般病床が医療保険を使って診療する範囲を一八〇日と設定し、一八〇日を超えて医療保険が適用される場合を「例外」と位置づけ、長期療養患者を介護保険に積極的に誘導するような仕組みになっている。すなわち、急性期医療を中心とした入院医療を提供する体制の整備のために、医療保険の守備範囲を設定し、その後の療養については介護保険が受け持つという、医療保険と介護保険の役割分担を行ったということができよう。

6　第五次医療法改正

第五次医療法改正は、二〇〇六（平成一八）年に「医療計画制度の見直し等を通じた医療機能の分化・連携の推進」をスローガンとして掲げ、同年の診療報酬と介護報酬の同時改定と重なり、いわゆる療養病床二三万床（医療療養病床一〇万床、介護療養病床一三万床）削減計画が明らかとなって、大きな反響を巻き起こした。ここで登場したスローガンが「医療と介護の連携」で、日本の医療提供体制を、急性期を中心とする病院医療・入院医療に再編し、それ以外の長期療養患者を病院医療・入院医療から排除する政策が断行された。ちなみに二〇一二（平成二四）年度の診療報酬・介護報酬の同時改定では、医療と介護の連携が両方の主要方針として示され、急性期は医療保険、慢性期は介護保険という役割分担が明確になり、介護保険で医療の実施が現実のものとなった。

第五次医療法改正の柱としては、「患者の視点に立った質が高く効率的な医療提供体制の構築」を基本理念とし、①都道府県による医療情報の提供制度の創設や広告規制の緩和等、患者の医療に関する選択の支援、②医療安全支援センターの法制化等を通じた医療安全の確保、③国による基本方針の新設や医療連携体制の構築等の医療計画制度の見直しによる医療機関の分化・連携の推進等について、諸規定の整備を行うこととされた。(注8)

4　おわりに―今日の医療制度改革の特徴―

医療法改正の経緯は、総括すると今後急激に進行する「少子高齢社会」の医療保障に対する国民の危機感を背景に、国民医療費の高騰の元凶と言われる診療報酬の「出来高払い方式」や、医師の自由裁量を支える「自由開業医制」に対する規制を行っていった。そして、日本の医療保障の「金看板」である「国民皆保険の堅持」というスローガンを掲げつつも、診療報酬改定のたびに徐々に規制緩和を行いながら市場開放を行い、同時に「規制緩和という新たな規制」つまり「競争を管理するシステム」を導入していった。この手法が冒頭で紹介した「目標管理」すなわち「管理された競争“Managed Competition”」というアメリカのHMOやいわゆるイギリスにおける「準市場」理論に近似するものである。(注9)

この手法は、アメリカの民間のHMOのマネジメントシステムであるが、日本の場合は公的保険であることから、国が管理者となって「質の向上」と「コスト削減」を管理するシステムということができる。すなわち、それぞれの目標を前者は競争原理で後者は市場原理で管理するというシステムである。このシステムが、毎時の診療報酬改定のなかに盛り込まれ、医療供給体制の再編が続いている状況と総括できよう。

この結果、冒頭で示したように、国民皆保険下の医療保険を維持するために、医療保険から長期療養患者（医療費の無駄の対象）を締め出すことを可能にしている。つまり、国民皆保険下の医療保険の守備範囲を限りなく小さくすることによって、国民皆保険堅持という理屈を成り立たせている。

しかし、わが国の国民皆保険下の医療は、当初医療の平等原則（いつでも、どこでも、だれでも）が想定されており、今日のような治療偏重の医療ではなかったはずである。つまり、医療分野に資本の論理を入れたことによって、不採算部門が徹底的に排除されることとなった。その結果、国民にとっては医療の給付においては不平等が強化される一方で、負担（財源）については強制保険としての国民皆保険が堅持されたまま、という極めて不公平な制度構造となってしまった。しかしながら、今日の医療制度改革によってもなお念願であった国民医療費は一向に減らず、むしろ増え続けているのが現状である。

ところで、今日の医療崩壊、病院崩壊、医療格差等々の厳しい医療環境は、確かに急激に進む少子高齢社会への備えを怠ってきたという感は否めないものがあり、上記のような手法による「痛み」を伴う改革の必要性もすべてを否定するつもりはない。

しかし、わが国は、昭和三三年に「国民皆保険」を実現している数少ない国である。確かに高齢者の少ない時代に実現した制度であるとはいえ、その精神は平等な医療の保障という社会保障原則に則った理念の高い仕組みであることに変わりはない。この高い理念を維持するために、多くの規制を設けて高い障壁を築き、とくに医療分野の市場開放には厳しい規制を設けて今日に至っている。たびたび論争になるいわゆる「混合診療」についても、法的に原則禁止の判断を行っている事実からもうかがうことができる。

しかしながら、この高い医療保障の理念を隠れ蓑として、かつて社会問題化した「社会的入院」や「薬価差益」に依存する経営体質など、国民皆保険体制が営利や暴利を貪ることができる温床を提供している現状があった。しかし、国民医療費の高騰の原因を「国民皆保険体制」に求めることについては、断じてあってはならないことである。

一九九〇年代から始まった医療制度改革は、確実に言えることは、医療分野の市場開放とともに医療の平等原則が崩壊する過程で登場してきた問題が、医療難民、介護難民、病院崩壊、医療の地域格差等々の実態である。

一方、高度先進医療は世界をリードするまでになったのも紛れも事実である。しかし、その高度な技術も、医療格差拡大を容認し医療保障を犠牲にして得た今日の医療制度改革の成果であることも忘れてはならないだろう。

第5、第6章では、以上の問題提起を踏まえて、今日の医療制度改革の特徴を診療報酬改定の内容を通して分析を試みる。

【注】

(1)　李啓充『市場原理が医療を亡ぼす―アメリカの失敗―』医学書院、二〇〇四。

李氏は「第二部　医療制度改革がめざすべきもの―銭勘定でない改革論議のススメ、X．EBMをコスト抑制の具とする滑稽―」において、以下のように述べている。「換言すれば、EBMとは「目の前の患者に当てはめることができるか」と言う視点から文献等のエビデンスを検討する作業を繰り返すことなのである。EBMは、その別名を『tailor-made medicine』、あるいは『customized medicine』というように、個々の患者に最適な医療を「特注」しようと努力する医療である。〈中略〉ガイドラインに基づく医療とは、それと反対に、大量生産で用意した既製服を、できるだけ多く顧客に着せようする努力であるといえよう。」(二二四頁～二二五頁)。

(2)　「低医療費政策」の定義について、孝橋正一と川上武の見解を紹介する。なお、第2章において、この点について考察を行っているので合わせて参照されたい。

孝橋正一「……ここにいう低医療費政策というのは、患者にとって良い医療を安い費用で提供する意味ではなく、資本にとって利潤からのマイナスにならないよう、安上がりのコストですませることができるような医療方針を国の政策として実施することを意味している。たとえば、総医療費や医療費の国庫負担分を一定割合に抑えるとか、診療報酬を低く定めるとか、医療保険の掛金のうち、資本部分を増やさないように配慮するとか、制限診療によって医療を有効で必要な費用を余分に患者の自己負担に転嫁させるとか、予防給付は医療保険で取り扱わないといった方法を講じる。」(医療社会問題研究会編『医療社会事業論』ミネルヴァ書房、一九七一、五頁～六頁)。

孝橋の「低医療費政策」の例に挙げたいくつかの政策は、そのすべてが今日の医療制度改革で毎時の診療報酬改定を通じて制度化されてきている。

川上武は、既出の自著(『日本の医者―現代医療構造の分析―』勁草書房、一九六一、『現代日本医療史―開業医制の変遷―』勁草書房、一九六五）を引用して「低医療費政策とは、『医療という本来公共投資すべきものを自由開業医制を媒介として患者・市民に転嫁してきた政策』という規定である。それを実証するものとして救急病院や精神病院、地域病院の私的依存の多さをとりあげている。」（川上武・小坂富美子『戦後医療史序説―都市計画とメディコ・ポリス構想―』勁草書房、一九九二、五頁）。

（3）大森正博『医療経済論』岩波書店、二〇〇八。「第三章　医療サービスの性質と医療制度三　管理された競争（managed competition）で、次のように述べている。「……日本でも二〇〇二年七月の健康保険法等の改正法で保険者機能の再編・統合が検討され、その際「保険者機能」の強化が提案された。「保険者機能」の強化は、「管理された競争」そのものの導入を意図したものではないが、保険者の医療サービス供給のあり方への積極的な関与を求める考え方は、「管理された競争」の精神を一部含んでいる。」（一四九頁）。また、別のところで次のように述べている。「仮に国が、国民に提供する医療保険の品質を一定以上に確保するという公平の関する配慮を行い、保険料の規制を行う場合にも、どの程度の保険料が望ましいかは、最終的に政治的プロセスの中で被保険者（患者）である国民が決定することになる。どの程度の医療費の水準が望ましいか、は「管理された競争」に中では自律的には決まってこないことに留意する必要がある。」（一五六頁）。

（4）注2に同じ。

（5）権丈善一「医療保険制度の課題と将来」『週刊社会保障』二〇〇五．八．八〜一五　№二三四四。

（6）有岡二郎『戦後医療の五十年―医療保険制度の舞台裏―』日本醫事新報社、一九七九。
有岡は、「第八章　高齢社会に備えて一．医療法改正と駆け込み増床」で、当時の竹中浩治健康政策局長の弁として「医療の世界においても、量の時代は終わり、質の時代が到来した」（四〇五頁）と紹介している。

（7）山路克文『医療・福祉の市場化と高齢者問題―「社会的入院」問題の歴史的展開―』ミネルヴァ書房、二〇〇三。「第七章　第二次医療法改正と「社会的入院」問題」において、当時医療ソーシャルワーカーとして勤務し、社会的入院患者の退院支援に関わった経験を踏まえて、第二次医療法改正の問題点について現場からの問題提起を行った。

（8）医療法改正の変遷については、「国民衛生の動向」『厚生の指標　増刊』厚生統計協会、二〇一〇／二〇一一。を参照した。

（9）注3の大森正博によると「管理された競争」という概念の導入には「医療サービスについてみてみると、医療費抑制のために各国で様々な施策が採られてきたが、その中で継続して注目を集めてきた考え方がある。それは、競争原理を導入することによって医療サービスに対して資源を効率的に配分していくというアイデアである。私たちの社会が多くの財・サービスを市場というメカニズムを使って取得してきたことから考えて、ある意味、自然な発想であるといえるかもしれない。近年の特に先進諸国の医療制度改革における理論的支柱となっているのが、アラン・エントーベン（Alain C. Enthoven）によって提唱された「管理された競争」の考え方、ジュリアン・ル・グラン（Julian Le Grand）等による「準市場（quasi-market）」の考え方である。」と紹介している。また、二〇〇八年にノーベル経済学賞を受賞したポール・クルーグマンはこの「管理された競争」概念について、批判的な見解を述べている。「……医療の根本的な問題は、モラルの問題であって、市場構造の問題でない。」（ポール・クルーグマン、山形浩生訳『クルーグマン教授の経済入門』ちくま学芸文庫、二〇〇九。原著 "The essential health care problem seems to be one not so much of market structure as of morality", Paul Krugman [The Age of Diminished Expectations]。

第5章　一九九〇年代の医療制度改革
――診療報酬支払「出来高払い」から「包括払い」へ――

1　コスト削減を意図した慢性期医療の包括化

まず、はじめに、わが国の診療報酬支払方式の基本的事項を簡単に整理しておきたい。現在の診療報酬支払方式は、大きくいわゆる「出来高払い」と「包括払い」の二つの方式を併用して診療報酬の支払いが行われている。まず、「出来高払い」方式とは、「医療サービスの提供量に応じてその費用が支払われる」方式であるのに対して、「包括払い」は特定サービスをひとまとめにして、例えば「一日当たり」、「一入院当たり」、「一疾患当たり」など、「一つの指標を基にしてサービスを一定の点数（金額）で評価する」方式である。包括払いは、何をどのように包括していくのかという点が重要であるが、一九九〇年代から始まるわが国の医療制度改革では、出来高払いから包括払いに切り替えて行く過程において、機器や設備、薬品等「物」の評価から、医療者の技術に注目した「人」の評価に転換していく過程にその特徴を見出すことができる。

本章では、まず一九九〇年代の特徴を考察してみたいと思う。第4章で検討したわが国の医療法改正の経緯において、第二次医療法改正では、医療機関の機能を専門特化し、その上でそれぞれが連携して医療を行うということを目標として定めた。専門特化した機能のイメージを「急性期」と「慢性期」という患者の状態像に求めて、入院期間を目安にその区分を行った。つまり、膨大な医療費のかかる入院費に着目した医療経済的観点から構造改革の提案であった。

この改革には、市場原理と競争原理を用いて、「医療の質の向上とコストの削減」を同時に追求する仕掛け、仕組みを診療報酬のなかに組み込み、二年に一度改定される診療報酬改定を利用して、医療費の効率的・合理的運用を意図とした大改革であった。一九九〇年代の初頭の現場の大混乱については、既出の拙著で詳しく論じているが、本章では、診療報酬改定の基本的方針に着目した分析を行ってみる。(注1)

表5-1は、一九九〇年代初頭から今日に至る診療報酬改定の主要改定方針の変化をみたものであるが、主要改定方針に着目すると、一九九〇年代から今日の至る医療制度改革の意図が読み取れる。

まず、一九九〇年代初頭の診療報酬改定は、「コストの削減」から開始される。そして、その最初のターゲットが「社会的入院」患者に振り向けられた。「社会的入院」の概念も時代とともに変化し、最近では長期療養患者のすべてが「社会的入院」患者として病院医療・入院医療から排除される傾向にあるが、当時は、生活・福祉問題を抱えた患者を「社会的入院患者」と呼び、同時にそれらの入院患者が医療費を無駄に浪費する対象として位置づけられ、経営的観点からそれらの患者を多く入院させている病院は、医療をまじめに追求していない病院というイメージを診療報酬改定のたびに主要改定方針のなかに盛り込まれていた。そのいくつかを紹介してみよう。

表をみると、一九八八年、一九九〇年、一九九二年の三回の改定で毎回登場する同じような方針が記されている。「長期入院の是正」、「入院の適正化」、「老人医療の見直し」などである。長期療養患者を対象とする医療機関では、当時すでに、いわゆる通称「まるめ」と呼ばれ、診療、検査、投薬にかかる費用を一まとめにして、一日当たりを定額にするという包括払いが実施に移されていた。この病院は、診療報酬上の病院の種別として「特例許可老人病院入院医療管理料」と呼ばれて、一般的には「介護力強化病院」と呼ばれていた。

表５－１　診療報酬改定の改定率と主要改定方針（1988～）

西暦	年号	改定率(合計)	主要改定方針
1988	S. 63	3.80%	長期入院の是正、在宅医療の推進、検査の適正化、老人医療の見直し、医療機関の特性に応じた診療報酬上の評価
1990	H. 2	4.00%	技術料の重視、入院の適正化、在宅医療の推進、検査の適正化、老人医療の見直し、医療機関の特性に応じた診療報酬上の評価
1992	4	5.40%	技術料の重視、在宅医療の推進、薬剤使用・検査の適正化、医療機関の特性に応じた診療報酬上の評価 医療サービスの質に応じた診療報酬上の評価、医療サービスの質に応じた評価、良質な看護サービスの供給の確保 老人の心身の特性にふさわしい医療の確保
1993	5	臨時改定	特定機能病院・療養型病床群の特性に応じた診療報酬上の評価
1994	6	3.50%	甲・乙一本化等診療報酬体系の簡素合理化、許認可の簡素化、在宅医療の推進、医療機関の機能の体系化・特性に応じた評価 難病患者･精神病患者･老人等心身の特性に応じた評価､薬剤･検査･治療材料使用の適正化､特定療養費制度活用等患者ニーズ多様化への対応
	6	1.70%	看護・介護体制の充実、新看護導入、付き添い看護の解消、在宅医療の推進、食事の質の向上
1996	8	3.60%	薬価・薬剤使用の適正化､急性期医療・長期療養医療の適正評価､病院・診療所機能の機能分担促進､患者ニーズに応じた診療内容の評価
1997	9	臨時　1.40%	消費税引上げへの対応、長期入院の是正、医療の効率化、エイズ対策
1998	10	1.50%	在院日数の短縮化、長期入院の是正、過剰検査の是正、急性期医療の適正名評価、医療機関等の機能に応じた評価、老人医療の質の向上、在宅医療・リハビリテーションの推進
2000	12	2.00%	基本診療料、手術料を中心とした体系的見直し、病院外来機能とかかりつけ機能の明確化、薬剤使用の適正化、薬剤関連技術の適正評価、小児医療・急性期医療・回復期リハビリ・在宅医療などの充実
2002	14	−1.30%	マイナス改定に伴う基本診療料を含めた広範な項目についての合理化、入院医療の機能分化、長期入院保険給付の在り方見直し、特定機能病院等における包括評価、小児医療・精神医療・難病医療の充実、長期投薬規制の原則廃止
2004	16	0％	医療技術の適正な評価、医療機関のコスト等の適切な反映（DPC） 患者の視点の尊重（医療保険の範囲180日）、診療報酬体系のあり方
2006	18	−3.16%	診療報酬体系の簡素化、医療費の内容のわかる領収証の交付、患者の視点の重視（セカンドオピニオン他）、生活習慣病の重症化予防、在宅医療・DPC・リハビリテーション・精神医療・小児医療・小児救急医療・産科医療等の充実、急性期入院医療（平均在院日数の短縮化を図る）、慢性期入院医療（医療区分により入院医療の必要の低いものの引き下げ）、等々
2008	20	−0.82%	産科小児科の重点的評価、病院勤務医の負担の軽減、救急医療の充実、明細書の交付、外来管理加算・外来精神療法の見直し、後発医薬品（ジェネリック）の使用促進、後期高齢者にふさわしい医療
2010	22	0.19%	救命・救急センター、二次救急医療機関の評価、ハイリスク妊産婦管理の充実・ハイリスク新生児に対する集中治療の評価、手術料の引上げ、医師事務作業補助体制加算の評価の充実、多職種からなるチーム医療の評価、がん医療・認知症医療・感染症対策・肝炎対策の推進、75歳という年齢に着目した診療報酬体系の廃止
2012	24	0.004%	医療と介護の連携、在宅医療の充実等

出典：日本看護協会「診療報酬（介護報酬）第５版」、厚生統計協会「保険と年金の動向2009／2010」、筆者の論文等を参考にして作成。

その後、包括払いは「病院単位」から「病棟単位」に評価基準が細分化され、包括化への移行をスムーズに行えるよう経過措置も行われた。これは、通称「ケアミックス」と呼ばれ、「出来高払い病棟」と「包括（定額）払い病棟」を併せ持つ病院が一時的に登場した。

この動きは、中小の病院経営者に対して高度な医療を行う急性期病院にしたいのか、慢性期患者を中心とした長期療養を中心とした病院にしたいのか選択を迫るような一種の政策誘導とみることができる。その意図としては、中小規模の医療機関では高度急性期医療を行うことが、設備・人件費等のいかに「リスク」が大きいかを自覚して急性期型の医療経営を断念してもらい、逆に徹底的に合理化を図って、リスクの小さい療養型の病院経営に切り替えることを勧めるという政策誘導であった。すなわち、「増収・増益型」経営から「減収・増益型」の経営、つまり経営の効率化・合理化を図って「利益率」を上げる経営に誘導する診療報酬の評価の変更であったといえよう。

現場の日常的感覚で表現すると、例えば、一〇〇床前後の小規模病院や病床数が多くても様々な事情により長期療養患者を多く引き受けざるを得ない病院が、依然として急性期医療に魅力を感じながらも、余裕のない医療スタッフで医療過誤・医療事故等の多くのリスクを抱えながら「出来高払い」に依存した経営体質を放棄させる狙いがあった。そのような不安定な経営体質の病院に対して、包括払いによる経営を選択させ、不要になった設備を破棄し、医療スタッフの整理を図って経営を安定化させる方が得策であるという政策的意図があった。筆者が、大阪で医療ソーシャルワーカーとして勤務していた当時の状況を振り返ってみても、この流れに乗った中小の医療機関が多かったように思われる。

この結果、逆に急性期を標榜する一般病院のいわば「足かせ」となっていた「社会的入院」患者の受け皿が徐々に整い出し、診療報酬上のノルマであった社会的入院患者の退院促進による普段の「平均在院日数の短縮」と、その結果、空床となった病床を初診患者で埋める「病床稼働率の向上」という経営努力が功を奏し、患者の回転効率の良い病院が質の高い医療を行っている病院という「イメージ」を作り上げていった。

先にも記したように、当時筆者の勤務していた大阪は、過剰病床県であったことから、この影響をまともに受けた地域であり、どの病院も生き残りをかけた経営努力が熾烈となっていった時期である。

上記の三回の改定では、このほかに看護料評価が大きく変わった。この詳細な内容については、すでに検討を加えてあるので、ここではその要点だけの記述にとどめたい。(注2)

看護師（当時は看護婦・准看護婦の表記であった）の患者に対する配置数を平均在院日数に相関させて、平均在院日数のもっとも短い病院に看護師をより多く配置するという入院日数に相関した傾斜配分の点数配分が行われた。つまり、看護師をより多く配置している病院が、高度急性期医療を行うことができる病院という想定を行い、診療報酬評価を高く設定した。当時、看護師の争奪戦が起こり、多くの看護師が高い給与設定でかつ安定的な公立・大規模病院に移った。これも高度急性期は大規模病院でという政策的意図を反映した政策誘導の産物でもあった。

この結果、「看護師の配置基準」と「平均在院日数」、さらに先の「出来高払い」と「包括払い」の経営の四つの要素を組み合わせた診療報酬上の病院の種別が、多いときで、約七〇種類にもなった時期がある。

つまり〝急性期医療を経営の柱とするならより高い質を求めること、慢性期医療を経営の柱とするなら徹底したコスト・パフォーマンスを行い経営の安定を図ること、という「機能分担と連携」の医療を実現するために、その過渡期的対応としてわざと病院の種別を多くし、病院を廃院に追い込まないで安定化をはかる政策的意図とみることができる。

そして、いわゆる「薬価差益」に依存した経営体質からの脱却をはかるために、診療報酬改定では、「薬剤・検査の適正化」という改定方針を掲げた。薬剤の適正化としては、「医薬分業の推進」として、院外処方への誘導や薬剤の適正使用を促進するために多剤投与の減算措置、薬剤師による入院患者の服薬指導等が開始された。

検査の適正化としては、セット検査（スクリーニング検査）の是正措置などが行われた。さらに、大病院への外来患者の集中を抑える目的で、かかりつけ医の推進として開業医機能の評価などが新たに診療報酬の評価項目に加わった。

次に、一九九三年に臨時の診療報酬改定が行われたが、この改定は第二次医療法改正（一九九二年）の際に登場した新しい病院のかたちとして、高度急性期医療を担う「特定機能病院」、慢性期医療を担う「療養型病床群」が示されたが、この臨時の改定で、この両者に対する診療報酬上の評価を行い想定されていた医療機関の姿が具体的となった。当時は、前者として「国立がんセンター」や「国立循環器病センター」をモデルに、診療科目一〇科目以上、病床五〇〇床以上、集中治療室、無菌室、医薬品情報管理室等を備えていることが条件となり、その後大学付属病院を加え、特定機能病院は二〇〇九（平成二一）年現在で八三カ所となっている。

後者は、一九九三年の改定時に療養型病床群として「療養病棟」が、従来の「老人病棟」とは別に新設され、診療報酬評価の看護料のなかに、療養型病床群の具体的なかたちとして「療養病床」が制度上位置づけられた。この病床は、看護料の高い評価から低い評価まで一二タイプの基準が設けられた。この種類の多さはもちろん意図的な差別化であり、より人的・物的な療養環境の整った病院を目指すことを意図している。

第二次医療法改正の政策的スローガンであった「機能分担と連携」の医療を、診療報酬評価においては、「質の向上とコストの削減」という経営努力を同時に行う医療経済の観点から改革として現実化した。その初期の目標が「長期入院の是正」であった。この目標を達成するために、まず長期療養型病院の診療報酬支払を「出来高払い」から「包括払い」に切り替えて行く過程で、必要経費を「医療費」という概念から、一日当たりにかかる「経費＝コスト（＝ホテルコスト）」という概念に置き換え、一流ホテル並みの療養環境を整えるという「設備投資」も経営改善の目標に掲げた。

徹底的なコスト・パフォーマンスによって得た収益（診療報酬）を人的サービスの向上と設備投資に振り向けさせ、同様の病院との競争を掻き立てる政策を慢性期医療分野から開始していった時期である。まさに医療分野に本格的な民間企業並みの経営管理の導入が開始された時期ともいえる。

競争原理や市場原理を活用した医療の質の向上とコスト・パフォーマンスの追求は、医療サービス商品化の当然の姿であろう。しかし、医療の平等原則や医療の公的サービスは、いうまでもないことであるが医療が国民目線から追求する課題であったはずである。医療が公的サービスから医療商品に変わっていく過程で、例えば「社会的入院患者」として病院から排除の対象となった患者やその家族は大変な苦痛を強いられている。

この原因は、第二次医療法改正において示された「機能分担と連携」という一見理想的な医療のあり方を提示されたように錯覚してしまうが、実質的には医療経済の観点、すなわち診療報酬の合理化・効率化・適正化政策（「質の向上とコストの削減」）のための「機能分担と連携」であったと総括できよう。とくにこれまで膨大な医療費が充当されてきた病院医療・入院医療に焦点を合わせ、急性期と慢性期を「入院期間」といういわば物差しで分けるという荒っぽい手法が、診療報酬のなかに盛り込まれ、今日では、急性期の入院期間が限りなく短くなり、慢性期については、ついに入院医療・病院医療から排除され「生活の場」での療養という考えに変わり、在宅医療が重視されるようになってきた。

この過程で、犠牲になった患者たちは「社会的入院患者」と呼ばれ、「医療費のムダ」の象徴というスティグマまで貼られて排除されていった。今日の生活保護問題に共通する根を持っている。

2　質の向上を意図した急性期医療の「包括化」

1　診療報酬一九九四（平成六）年改定

次に、「包括化」への軌跡を検討するにあたって、一九九四年の診療報酬改定は大きな転換点であった。表5-1にあるように、この年は年二回の改定が四月と一〇月に実施されている。まず四月改定においては、設備等の格差により診療報酬評価を二層に分けていた「甲・乙」二表の体系（一物二価）を、簡素化を目的に一本化したこと。さらに病院等の開設時の「許認可」制も簡素化して「届出」制に転換する方向を示したこと。そして、許認可時にあった「基準人員」という規制の強い考え方から、「標準人員」という考え方に改め、全体的に「競争」を阻害する「規制」を緩和する方向が選択された。

また、「特定療養費制度活用等患者のニーズの多様化に対応」ということで、いわゆる「紹介状」を持たない初診患者に対して、初診料の他にその医療機関独自の料金設定による「特定療養費（現在の「保険外併用療養費」）」を請求することができるという考え方を示し、開業医や二〇〇床以下の中・小規模病院から信頼される質の高い急性期医療機関を目指すよう政策誘導が行われた。つまり患者が、紹介状を持って大規模急性期病院を受診するという「連携」のかたちが診療報酬によって誘導されていったということができよう。

次に、一〇月改定であるが、長年日本の入院医療を支えてきた「付き添い看護」を三年間の経過措置を残して廃止し、新しく「新看護体系」のもとで看護スタッフの配置基準を示した。すなわち従来の看護婦・准看護婦（本来は看護師と表記すべきであるがあえて当時の表記を使用している）および看護補助者が一体の評価になっていたものを、看護婦・准看護婦と看護補助者を分けて、看護婦（正看護婦）の割合を七〇％以上、四〇％以上七〇％未満、二〇％

以上四〇％未満と三段階とした。さらに、患者に対する看護婦・准看護婦の割合も二：一を最高に、六：一を最低とする七段階として点数を傾斜配分し、さらに看護補助者の配置数も最低一五：一未満から最高三：一までの九段階が設けられた。

さらに、入院中の「食事」を健康保険法における「療養の給付」から外して、「入院時食事療養費」として別建てにしたことである。これは、例えば、「糖尿病食」や「腎臓病食」等治療食である場合を除き、治療に直接関係しない食事を「療養の給付」から外し、「療養費」として扱い一部自己負担金を徴収して、食事を提供することを勧める手立てであった。もちろん、診療報酬の適正化政策の一環ではあるが、このことによって、食事に関する規制緩和を行い他病院との差別化を図っていく狙いがあった。

このように、医療の質の向上を意図した包括化は、まず直接的な医療行為の周辺部分、つまり入院療養環境部分の規制を緩和して、民間企業の参入を促進し競争原理による質向上に意図があった。この試みが、後に介護保険法の改正により二〇〇五（平成一七）年一〇月より食費が自己負担制となり介護給付から切り離された。このことによって給食産業の参入が促進された。さらに二〇〇六（平成一八）年四月から医療保険も給食費の自己負担制が開始され、市場開放による質向上が本格的となっていった。

一九九四年から本格的に開始される「医療の質の向上」のための診療報酬改定は、二つの方向から始まっているように思われる。そのひとつは、上記したように食事や入院時の療養環境のような直接的な治療行為でないものを治療本体から切り離して、そこに民間活力を導入して市場開放を図る方法と、今ひとつは保険診療の治療本体部分の質を向上させる方法で行われていると整理できる。

とくに、後者については、一九九四年ごろからにわかに注目を集め出したアメリカのマネージド・ケアの方法であるＤＲＧ－ＰＰＳ（診断群別予見定額払い）が紹介され、「一入院当たり」、「一疾患当たり」の包括評価が話題を集めるようになってきた。この方法は、競争原理を活用した医療の質の向上とコスト削減を同時に追求することが可能となることから、とくにその実践的ツールとして「クリティカル・パス」に注目が集まった。(注3)

2　診療報酬一九九六（平成八）年改定

一九九四年以降の診療報酬改定の主要改定方針をみると、例えば一九九六年の改定時には「病院・診療所機能の機能分担促進」という項目がある。これは、「地域医療支援病院」が制度化される前に、「地域医療支援型病院」、「臨床研修指定病院」、「開放型病院」という特定機能病院の前段に位置する急性期型医療機関のモデルを提起していた。「地域医療支援型病院」は、開業医や中小規模の病院と地域連携を行い、紹介外来制を基本とする急性期型の一般病院、「臨床研修指定病院」は、文字通り解剖等を行うことができる教育機能が付与された急性期型の一般病院、「開放型病院」は、「オープンシステム」を採用して、地域の開業医や中小規模病院の医師と協働しながら、治療を行える機能を有している病院である。このような三つの機能を持った病院が、地域医療支援病院が制度化される前に構想され試験的試行も行われていた。

このように、治療本体部分の質の向上については、高度急性期医療を実施するための医療機関の整備を中心とした改革が進められている。一九九七（平成九）年第三次医療法改正時に登場した「地域医療支援病院」は、上記三つの機能を併せ持つ地域の急性期医療を担う中核的医療機関として登場した。この「地域医療支援病院」は、当初平均在院日数一四日を想定している。当時一般病院の平均在院日数が二五日であったことを考えるとかなり短い設定になっている。これにはいくつかの条件が付されており、まず紹介外来制を定着させるための仕掛けとして、外来患者の一日当たりの数を届出病床数の一・五倍を超えないこと、さらに開業医や二〇〇床以下の病院から紹介された患者が救急外来と合わせて、外来患者の八〇％以上であること、さらに紹介された患者を紹介先に帰すこと

（逆紹介）、などが条件となっていた。これからの条件は、現在では相当緩和されている。

このように地域医療支援病院は、急性期医療に特化した機能を持つ地域の中核的病院として位置づけられた。確かに、医療の質を向上させるためにはその障壁となっていた雑多な入院患者を整理して、その医療機関の専門特化した機能で患者を選ぶことの方が、はるかに効果的で質も向上する。その結果、医学技術の飛躍的な進歩とともに所要入院日数も短縮され、今日では平均在院日数一〇日前後が目標となってきている。

さて、いわゆる「かかりつけ医」や中小規模の病院から紹介された患者が、地域医療支援病院で高度な医療を効率的に提供され、初期の目的（開業医からのオーダー）が達成されたら速やかに紹介元に戻ってくる。これを地域における「機能分担による連携の医療」のひとつの姿として、地域医療支援病院の創設によって、国民に具体的な姿を示した。

ところで、わが国は、論じるまでもないことであるが、大都市部やその近郊、そして厳しい地理的環境条件のもとにある地方や離島など、医療に対するニーズは一様ではない。その意味では、いままで考察してきた「機能分担と連携の医療」は、果たしてどのような地理的環境条件を前提に描かれたものであろうか。その意味では、このモデルが理想どおりに展開されていく地域とそうでない地域との格差はあまりにも大きく、今日それはさらに拡大している。

二〇一二（平成二四）年の診療報酬・介護報酬同時改定において、後に考察する「医療と介護の連携」、あるいは「在宅医療」への方向性は、地域医療支援病院が創設されたときのイメージがそのまま踏襲されているように思われるが、それから一五年ほど経過した今日、少子高齢社会の進行と不安定な国内外の社会経済状況を加味したとき、理想とは違う厳しい現実が私たちの眼前に迫ってきている。

さて、今まで述べてきた「地域医療支援病院」体制の何が問題なのか、今一度確認しておきたい。それは「地域医療支援病院」における「退院」の考え方である。つまり、「退院」とは従来のイメージからすると、完治・治癒あるいは病状軽快により、常時医師の管理下にある「入院」の必要がなくなって「退院」ということになる。しかし、機能分担と連携の医療では、完治・治癒に関係なく、紹介元のオーダーが完了した時点、つまり、その専門特化された機能と役割が終了した時点で「退院」となる。具体的には、例えば、「手術は成功しましたので、退院してください。」と言われ、その状態が、経管栄養やバルーンカテーテル、場合によってはＩＶＨ（中心静脈療法）などの器具が付着したままの状態で、退院の指示が出るというのが一般的となってきている。

国民の側に立てば、情報の公開と説明責任の強化によって、選択の自由は患者の側にあると強調されるが、医療技術が高度になればなるほど、患者や国民には理解不可能な状態が増幅されてしまうだけである。このような環境下にあっては、医者がどれだけ丁寧な説明をしてもしなくても、治療を望むのであれば納得する以外に方法はなく医師（医療機関）と患者の関係は対等ではない。

医療サービスは、一般の商品とは違い病気や怪我という人間の一番の弱点に介入していくサービスである。高いものを売りつけられようが粗悪なものを提供されようが、それが命に係わっていれば医師を信頼せざるを得ない。国民は、医療の情報の非対称性を甘んじて受け入れなくてはならない存在である。その意味では、今日の医療制度改革によって、「選択の自由」は患者にあるのではなく、完全に医療提供側に移ったことが根本的問題であると考える。

3　おわりに—二〇〇〇年代の医療制度改革への問題提起—

一九九〇年代の医療制度改革を診療報酬改定の流れに沿って検討を加えてきたが、長期療養患者などの「生活のなかでの『疾病管理』を必要とする患者の医療」については、「出来高払い」を放棄して「包括化（定額払い）に切り替えることは完成をみたが、それはあるべき医療が語られ、その結果選択された方法としての「包括化」ではなく、徹底した医療経済の視点であった。

一九九〇年代の医療制度改革が、急性期と慢性期の区分とそれを前提にした急性期医療と慢性期医療の「機能分担と連携」であった。二〇〇〇年代に入ると、介護保険制度が施行され、「医療と介護の連携」がスローガンに掲げられ、この一二年間で慢性期医療を医療保険から切り離し、介護保険へ移行させることにほぼ制度上完成をみている。

【注】

（1）山路克文「第七章　第二次医療法改正と『社会的入院』問題」、「第九章　今日の医療制度改革の論点」で、前者では社会的入院患者の「退院促進」すなわち病院からの排除をめぐる現場の混乱を医療ソーシャルワーカーの立場からその現状を論じた。後者は、当時平均在院日数の長短に相関させた看護婦の配置基準の変更の経緯を考察した。いずれの論文も拙著『医療・福祉の市場化と高齢者問題―「社会的入院」問題の歴史的展開―』ミネルヴァ書房、二〇〇三。に収録されている。

（2）注1に同じ。

（3）「クリティカル・パス（critical path）」という用語は、本来経営学分野の用語で以下のような説明がある。「大規模プロジェクトの計画と管理の方法のひとつで、ＰＥＲＴとともにスケジューリングの基本的な方法。一般に仕事を早くしようと思うと、追加的なコストがかかる。追加的コストの増加を最小限にしながら、一定時間内に仕事を完成させることのできるスケジュールを決定する方法である。」（『ブリタニカ国際大百科事典』）。この発想が医療の分野に取り入れられ診療報酬の適正化のツールとして活用されている。

第6章　二〇〇〇年代の医療制度改革

――「医療と介護の連携」――

1　はじめに

一九九〇年代初頭より開始されたわが国の医療制度改革は、一九九二年の第二次医療法改正時のスローガンであった「機能分担と連携」のもと「質の向上とコストの削減」を同時に追求するために、市場原理と競争原理を活用して改革が断行された。一九九〇年代の前半は、コストの削減に主眼を置き、「退院促進と社会的入院の是正」を目標にして、一般病院から「社会的入院患者」を排除する政策が展開された。そして、一九九〇年代後半から二〇〇〇年代に入り「質の向上」を意図した急性期医療の改革に着手し、日本の病院医療・入院医療を急性期に特化する改革が現在も続いている。

この過程のなかで、いわゆる「社会的入院」概念が拡大解釈され、ついに慢性期疾患患者が病院に「入院」している状態が「社会的入院」とまで言われるようになり、さらに慢性期疾患の療養の場は「在宅」であることが診療報酬改定のたびに強調され病院から排除される傾向にある。そして病院から締め出された「患者」を在宅で診るための医療として「地域医療」が強調され、格差・不平等社会が拡大しつつあるなかで社会的入院患者が地域に帰されている。そして、在宅や高齢者の生活介護施設に経管栄養常設患者等医療ニーズの高い利用者が急増している。

第6章では、二〇〇〇年代の診療報酬改定――「医療と介護の連携」に注目して、その概要を述べてみたい。

2　診療報酬改定の経緯からみた今日の医療制度改革の特徴

ここでは、第5章で論じた内容と若干重複するが、大切な点を再確認しておきたい。

一九九〇年代初頭から今日までの約二〇年間を、診療報酬改定の「主要改定方針」を眺めてみると、大体三期に区分することができる、その一期、二期については第5章で詳しく述べているので、ここではそれらは要約して述べることとする。

1　第一期――コスト削減を意図した慢性期医療の「包括化」

一九八八、一九九〇、一九九二年時の診療報酬改定では、その基本的方針に長期入院の是正、入院の適正化、老人医療の見直し、医療機関の特性に応じた診療報酬上の評価等々の表現が多用され、急性期医療を標榜する一般病院から長期療養患者を退院させ、いわゆる当時の「老人病院」に移す退院促進のための政策誘導が行われた時期である。そして長期療養患者を多く抱える病院にあっては、経営の安定化を図る目的で「診察、検査、薬剤」を一括して支払う「定額払い（包括払い＝通称『まるめ』）」の導入が開始され、長く続いた「出来高払い」の抜本的改革に着手した時期と言えよう。そして医療費の無駄の象徴として「社会的入院」患者がやり玉に上がった時期でもある。

この時期の医療制度改革にもっとも敏感であった関西地域の一般病院では、「平均在院日数の短縮」や「病床稼働率の向上」そして「社会的入院患者の退院促進」などの医業経営のための用語が臨床現場に飛び交っていた時代であり、筆者もその渦中にいた一人である。

2　第二期——質の向上を意図した急性期医療の「包括化」

一九九三年に臨時の診療報酬改定が行われ、第二次医療法改正時に盛り込まれた「特定機能病院」と「療養型病床群」が点数化された。これによって急性期医療と慢性期医療の機能分担と連携の医療が本格的に開始されることとなる。翌年一九九四年には四月と一〇月に年二回の改定が行われた。四月には、複雑な診療報酬体系の原因のひとつであった甲乙二表の診療報酬体系の簡素化を目的に一本化し、さらに競争の妨げになっていた許認可制を「届出制」に簡素化して規制緩和を行った。また患者のニーズの多様化に対応する名目で特定療養費制度を拡大してサービスの差別化を図る方策も盛り込まれた。

一〇月の改定では長く続いた家政婦による「付き添い看護」を廃止し、「四：一看護」以下の看護体制の病院を認めない方針も示された。この年の改定で注目すべき事項としては、医薬分業が推進されたことである。いわゆる調剤薬局による院外処方を本格化させ、院内の薬剤師が院内薬局の調剤業務から患者に対する服薬指導に業務がシフトされたのもこの時期である。

そして、この時期の最大のテーマは急性期医療への包括化の導入である。当時注目されていたアメリカのマネージドケアのツールであるＤＲＧ・ＰＰＳ（診断群別予見定額払い）の導入に向けた準備も開始され、臨床現場ではクリティカル・パス（入院診療計画書）の試験的試行や国際疾病分類ＩＣＤに準拠したＥＢＭ（根拠に基づいた医療）の普及が開始されたことである。筆者は、わが国が競争原理を活用して本格的な医療の質の向上が開始された時期とみている。

3　二〇〇〇年代の診療報酬改定の変遷

1　第三期――急性期に特化していく病院医療・入院医療

二〇〇〇年代に入り介護保険制度の施行とともに本格的な急性期医療改革の着手と慢性期疾患や入院中の長期療養患者を病院医療・入院医療から排除することを意図した政策が次々の明らかになってくる時期である。論じるまでもないが、一九九〇年代末から二〇〇〇年代の初頭にかけては、医療も福祉もまさにパラダイム転換にふさわしいほどの様々な制度改革が行われている。しかし一九九〇年代初頭から開始されたわが国の医療制度改革は今日に至ってもその路線の変更はなく、競争原理による医療機関のサバイバル、そして医療分野の市場開放によって医療サービスの差別化は着実に進行し、医療の格差・不平等の実態が様々に顕在化してきている。二〇〇〇年代の方向性を示す指針等の文書は資料として表6-1にまとめたので参照されたい。

堤未果は、著書『ルポ貧困大国アメリカ』の「第三章　一度の病気で貧困層に転落する人びと」の結びでアメリカの医学生の声を引用して次のように締めくくっている。「民主主義であるはずの国で、持たぬものが医者にかかれず、普通に働いている中流の国民が高すぎる医療保険料や治療費が払えずに破産し、善良な医師たちが競争に負けて次々と廃業する。そんな状態は何かが大きく間違っているのです。」。また、ノーベル経済学賞を受賞したP・クルーグマンは、「医療の根本的な問題は、モラルの問題であって市場構造の問題ではない」とし、アメリカのHMO（Health Maintenance Organization）という民間保険会社の巨大組織が医者や製薬会社を支配するシステムをManaged Competition《管理競争》と表現し、市場原理と競争原理に基づいた医療提供体制を批判している。(注1)

一九九〇年代から開始され現在も続いているわが国の医療制度改革は、当初は高騰する国民医療費を抑えるため

表6－1　2000年以降の医療・介護に関する動向

西暦	平成	提言・報告書など	制度改正（医療法・健康保険法等）	診療報酬改定率	介護保険制度改正・介護報酬改定
2000	12		第4次医療法改正 健康保険法改正	改定率＋2.0％	4月　介護保険制度施行
2001	13	9月　医療制度改革試案 11月　医療制度改革大綱			
2002	14			改定率−1.3％	
2003	15	3月「基本方針」閣議決定＊1 4月「医療提供体制の改革のビジョン案」			改定率−2.3％
2004	16			改定率±0％	
2005	17	10月　医療制度構造改革試案	12月　医療制度改革大綱		6月　改正介護保険法 10月　食費・居住費の全額自己負担導入
2006	18	6月　医療構造改革＊2	10月　改正健康保険法 第5次医療法改正	改定率−1.36％	改定率−0.5％ 4月　新予防給付導入 地域包括支援センターの設置
2007	19	5月「効率化プログラム」＊3 10月「後期高齢者医療の骨子」			
2008	20	社会保障国民会議＊4	4月　長寿医療制度 4月　医療費適正化計画＊5	改定率−0.82％	5月「介護従事者等」法律制定 10月「特別対策」
2009	21				改定率＋3.0％ 10月　要介護度認定方法の見直し 基本方針として医療と介護の連携
2010	22	3月「チーム医療の推進について」 5月「チーム医療推進会議」第1回会合 10月「チーム医療推進」WG活動開始	4月　通達「チーム医療推進について」	改定率＋0.19％	

＊1　「医療保険制度及び診療報酬改定に関する基本方針」
＊2　「良質な医療を提供する体制の確立を図るための医療法の一部を改正する法律」と「健康保険法等の一部を改正する法律」の2つの制度改正を合わせて医療構造改革という
＊3　「医療・介護サービスの質向上・効率化プログラムについて提供体制改革の考え方」
＊4　「医療・介護に関するサービス提供体制改革の考え方」
＊5　「医療費適正化計画」とは、生活習慣病対策や長期入院の是正などの中長期的な医療費適正化のための総合的な施策
出典：政府系文書・報告書、厚生統計協会「保険と年金の動向2009／2010」「国民衛生の動向2009」「国民の福祉の動向2009」などを参照して筆者が作成した。

に、まず長期療養患者を多く抱える医療機関から出来高払いを包括払いに切り替える政策誘導を診療報酬改定のなかに盛り込んできた。さらに二〇〇〇年代に入り小泉内閣の登場とともに医療・福祉・保育・教育・人材・環境の六つの分野が規制緩和の対象となり、総合規制改革会議と経済財政諮問会議という企画・実行型のシステムの立ち上げにより、次々にこの分野の規制緩和が行われていった。(注2)

2　医療保険と介護保険の役割分担が明確になった二〇〇二（平成一四）年度診療報酬改定

二〇〇一年第四次医療法改正において「入院医療を提供する体制」として「病床区分」という考え方が次のように示された。療養病床とは、精神病床、感染症病床及び結核病床以外の病床であって、主として長期にわたり療養を必要とする患者を入院させるための病床、一般病床とは、精神病床、感染症病床、結核病床及び療養病床以外の病床と区分され、二〇〇三年八月三一日までにいずれかを選択し届け出を行うことが義務づけられた。

翌二〇〇二年の診療報酬改定では、その一般病床が原則として医療保険を使って診療できる期日を一八〇日と設定し、例外を除き一八〇日を超えるものについては介護を重視すべき「患者」として介護保険へのスムーズな移行を積極的に誘導するような指針が示された。二〇〇二年度の診療報酬改定において示された主要な改定方針のなかで①長期入院に係わる保険給付の範囲の見直し、②特定機能病院などにおける医療機関別の包括評価の導入、③患者ニーズの多様化に対応するための特定療養費制度の見直しの三点が示され、上記一八〇日の縛りは①の具体化である。注目すべきは、一八〇日を超えて一般病院に入院を継続していた場合に特定療養費から入院基本料の八五％を支給するという考え方が示され、残り一五％分をホテルコストとして自己負担部分に上乗せするという考え方が示されたことである。精神病や結核、感染症を除き、一般病院に六カ月を超えて入院するという例は、制度上例外であることを示したことになる。つまり、二〇〇二年の改定は、医療費問題を背景に診療報酬の適正な配分として、急性期は医療保険、慢性期は介護保険でというすみ分けを規定したものと推測できる。

さて、二〇〇三年介護保険制度施行後介護報酬の初めての見直しが行われるにあたり、社会保障審議会介護給付費分科会が二〇〇三年一月二〇日に「平成一五年度介護報酬の見直し案の概要」を公にし、「医療と介護の連携」について次のような考え方を示している。総枠ではマイナス改定（二・三％）であり、その基本的方向として第一に保険料の上昇を抑える、第二に制度創設の理念に立ち返る（在宅重視）、第三にサービスの質の向上としており、施設費に厳しい改定となっている。介護老人福祉施設（特別養護老人ホーム）、介護老人保健施設はともに全体的にマイナス評価に対して、わずかに介護療養型医療施設において要介護四、五のみプラス評価になっている。つまり財源対策を意識して、在宅重視、リハビリテーション等活用した質の向上、三つに在宅を望めない重介護の長期療養患者に対する評価という傾向がうかがえる。

さて、二〇〇三年四月三〇日厚生労働省は、「医療提供体制の改革のビジョン案」を示し、二〇〇一年の第四次医療法改正で明らかにした「病床区分」は、二〇〇二年の診療報酬改定で医療保険の守備範囲を原則として急性期医療を中心とすることを明らかにした。そして、慢性期医療・長期療養患者に対しては、介護保険において在宅と施設で対応し、リハビリテーションを重視して要介護状態を少しでも改善するような努力をするよう方向性を図案化している。これは、二〇〇六（平成一八）年の改定で療養病床二三万床削減計画が明らかとなって騒然となるが、その布石がこの期に打たれているとみることができる。詳細はあとで検討する。

3　第五次医療法改正と二〇〇四（平成一六）年度診療報酬改定

二〇〇三年三月二八日閣議決定された「医療保険制度体系及び診療報酬体系に関する基本方針」に基づいて、二〇〇四年度の診療報酬改定の基本方針が示されている。主な方針として国民皆保険体制を持続可能なものとして、患者中心の質がよく安心できる効率的な医療の確立という基本方針を踏まえて具体的にはDPC（急性期入院医療の診断群分類に基づく一日あたりの包括評価制度）、小児医療、精神医療を重点的に評価することが示された。しかしながら改定率はゼロ回答であった。

そして、二〇〇五年一二月一日政府・与党医療改革協議会の決定により「医療制度改革大綱」が閣議決定されている。政府は医療制度改革大綱を踏まえ、翌二〇〇六年二月一〇日「良質な医療を提供する体制の確立を図るための医療法等の一部を改正する法律」と「健康保険法の一部を改正する法律」、いわゆる「医療制度改革関連法案」を閣議決定し、同年六月一四日に二一項目にわたる附帯決議をつけて可決・成立した。

この法律改正は、医療費適正化の総合的推進として新たな高齢者医療制度の創設や保険者の再編・統合等のほかに、療養病床の再編が盛り込まれ向こう六年かけて療養病床三八万床のうち二三万床（医療療養病床一〇万床、介護療養病床一三万床全廃）を縮減し、老人保健施設やケアハウス等居住系サービスに転換する方針が示された。

とくに健康保険法一部改正については、段階的に以下のような実施項目が盛り込まれていた。まず二〇〇六年一〇月には高齢者の一部負担が二割から三割（所得制限あり）、療養病床に入院する七〇歳以上の高齢者の食費・居住部分の保険外負担（介護保険では二〇〇五年一〇月よりすでに実施）、二〇〇七年四月からは標準報酬月額の見直し、二〇一〇年四月には七〇歳から七四歳までの一部負担金の引き上げ等が盛り込まれていた。

4　二〇〇六（平成一八）年度診療報酬改定の主要改定方針

さて、先に述べた第五次医療法改正など医療制度の抜本的改革の年にあたる二〇〇六年度の診療報酬改定はどのような内容のものであろうか。二〇〇五年一一月社会保障審議会医療保険部会・医療部会により「平成一八年度診療報酬改定の基本方針」が取りまとめられ、二〇〇六年二月一五日に中央社会保険医療協議会から診療報酬点数の改定案が示されている。

主要な改定方針は、以下のとおりである。

二〇〇六年診療報酬改定の基本的考え方として、以下の四つの視点が示されている。

①患者からみてわかりやすく、患者の生活の質（ＱＯＬ）を高める医療を提供する視点
②質の高い医療を効率的に提供するための医療機能の分化・連携を推進する視点
③わが国の医療の中で今後重点的に対応していくべきと思われる領域の評価のあり方についての視点
④医療費の配分のなかで効率化余地のあると思われる領域の評価のあり方について検討の視点

そして、上記四点を踏まえた新たな診療報酬上の評価として以下の六点が重点的に評価されることとなった。

①地域における疾患ごとの医療機能の連携体制（地域連携クリティカル・パス、通称：地域連携パス）に対する診療報酬上の評価の新たな導入
②二四時間往診及び訪問看護を提供できる体制等を整えている「在宅療養支援診療所」に対する各種の診療報酬の創設
③急性期入院医療における診断群別包括評価（ＤＰＣ）の支払い対象病院の拡大等
④小児医療、産科医療、救急医療、麻酔、病理診断等の点数の引き上げ
⑤レセプト電算化システムを導入していること等の一定の要件を満たした医療機関に電子化加算として、初診料に対する加算の新設
⑥療養病棟入院基本料に医療の必要性による区分及びＡＤＬの状況による区分に基づく患者分類を用いた評価の導入

二〇〇六年の診療報酬改定の詳細な検討はここでは割愛するが、まず改定率が診療報酬本体でマイナス一・三

六％、薬価等でマイナス一・八％、合計三・一六％のマイナス改定であり、先の医療制度改革の趣旨を反映した厳しいものになっている。四つの視点と六つの主要改定方針から傾向を探ってみると次のようなことが言えるのではないだろうか。つまり医療機関のなかで急性期医療と慢性期医療の混在している部分に徹底的にメスが入ったこと、さらに急性期に特化するための評価と、逆に慢性期疾患とその患者を病院医療・入院医療から排除する手立てが随所に現れていきていること。そして、病院医療・入院医療を急性期に特化するために、長期療養の場を病院から在宅（生活の場）にシフトするための施策が様々に考案されていることがうかがえる。とくに医療療養型病院に適応される病床区分という考え方は、療養型病院にとっても非常に厳しいものとなった。入院している患者の病態とADLを総合的に評価して、三段階の区分を設けている。

そこで、当時の医療区分の考え方について今少し詳しくみてみることにする。医療区分三とは、医師および看護師による二四時間体制での監視・管理を要する状態として、中心静脈栄養や人工呼吸器等の重症患者を想定している。医療区分二とは、区分三に該当しないがパーキンソン病、筋ジストロフィー、筋委縮性側策硬化症などの神経疾患で安定はしているものの入院による医療的管理が必要とされるもの、そして医療区分一とは医療区分二、三に該当しないものとなっている。各医療機関は、当該入院患者がどの区分に相当するか仕分けをする作業が義務づけられ、全国の病院で相当な混乱を招いた。

そもそも医療区分三のレベルは、医師や看護師による二四時間の管理が必要な状態とは、明らかに「急性状態」であって、急性期医療機関に入院すべき患者であることは常識的にも判断できる。機能分担と連携の医療で二〇年間かけて患者の仕分けをしてきた過程からすると医療療養型に急性患者が入院している事の方が不自然とも言える。

先に述べた療養病床二三万床の削減と符合する点として、診療報酬上では、病院とは急性状態の患者が急性状態を脱する間の集中的治療の場であり療養の場ではないことを示したことになる。暗に介護保険への移行を想定した政策誘導である。

しかし、今日、冒頭で述べたような社会的な理由（療養の場と生活の場）による長期療養型病院への期待は、ますます増える傾向にありとくに地方においては顕著である。

5　二〇〇七（平成一九）年「医療・介護サービスの質向上・効率化プログラムについて」

さて、二〇〇七年になると経済財政審問会議から「二〇〇七年基本方針（素案）」として五月一五日「医療・介護サービスの質向上・効率化プログラムについて」（以下「効率化プログラム」と略す）が発表される。この効率化プログラムには、以下の五つの観点、①予防重視の観点、②サービスの質向上・効率化の観点、③診療報酬体系の見直し、④国民の利便性等の向上の観点、⑤国民の安全・安心を支える良質かつ適正なサービスの確保の観点が示されている。これらを医療・介護制度改革の実施状況、経済・財政状況等を踏まえて上記五点を見直すとしている。

このなかから、本論の主題でもある医療と介護の連携に関するものを抽出してみる。まず、②の「サービスの質向上・効率化の観点」では、取組課題に「平均在院日数の短縮」が挙げられ、目標を「平成二七年度までに全国平均と最短の県の差を半分にする」と定めている。参考までに平成二二年一二月分の病院報告をみると、病院全体の平均在院日数は三一・六日であり、一般病床の平均は一七・六日である。全体総数の内訳は、精神病床三〇五・六日、結核病床六七・八日、一般病床一七・六日、療養病床一七〇・六日、介護療養病床三〇六・五日となっている。

②ではさらに「在宅医療・在宅介護の推進と住宅政策との連携」という取組が挙げられている。目標として平成二〇年度までに疾患ごとの急性期から回復期、そして在宅療養までの一貫した医療連携体制の確立を提起している。そしてそのための政策手段として、ターミナルケア等在宅（施設等も含む生活の場）で療養を望む人への取組、医療と介護の連携を促進し、病院から在宅への移行の円滑化を図る取組等、そして診療報酬と介護報酬の連携に関して

は、平成一八年度診療報酬改定・介護報酬改定にその内容を明記したものを盛り込むことが提起されている。そしてその他計六項目の政策提案がされている。

③の「診療報酬体系等の見直し」については、具体的な取組について、診療報酬・薬価の見直し、診療報酬の包括払いの促進、後期高齢者の心身の特性に応じた診療報酬の創設、介護報酬の見直しの四点を挙げ、それぞれ具体的な目標と政策手段が示されている。そこで本論の主題に沿って、診療報酬の包括払いの促進について目標と政策手段について紹介する。「平成二四年度までに、病院の機能分化を促進するなかで、DPC支払い対象病院数三六〇（平成一八年度）を当面一〇〇〇（現状から三倍増）」とし、一〇〇〇カ所とは現状の一般病床数の約四割に相当するとしている。平成二二年六月時の医療施設動態調査結果を参考にすると、病院の病床総数一五九万六一〇七床のうち一般病床が九〇万五二五八床、病院数八六八八カ所のうち一般病院数七六〇三カ所であることから九〇万五二五八床の四割相当は約三六万床であり、それを一〇〇〇カ所で割るとDPC支払い対象病院は、一病院当たりの病床数平均三六〇床前後の大規模病院がその対象となることがわかる。したがって特定機能病院を除く地域の中核的一般病院（急性期医療を行う病院）は、概ねDPC対象病院と想定していることになる。

そして、③への取組全般に共通することとして、目標や指標を達成するためにPDCAを使った「目標管理」の方法が取り入れられ、普段からムリ・ムラ・ムダの排除への取組が義務づけられていることから、おそらく社会的入院患者が一般病院にとくにDPC支払い病院で入院を継続していくことは、今後は不可能となっていくであろう。このように効率化プログラムの内容について「医療と介護の連携」に関する部分だけ抽出してみても、急性期は医療保険、慢性期は介護保険という仕分けが徹底的に行われていることがわかる。

6　二〇〇八（平成二〇）年度診療報酬改定の主要改定方針

二〇〇八年から二〇一二年までの診療報酬改定については、第9章の「在宅医療」と「多職種連携」の観点から再考しているので、以下は概要を中心に考察を行うこととしたい。

先の医療制度改革大綱と効率化プログラムを背景に二〇〇八年度の診療報酬改定がどのような特徴をもっているかを検証してみる。二〇〇八年度の診療報酬改定は、二〇〇七年一〇月の社会保障審議会後期高齢者医療のあり方に関する特別部会報告「後期高齢者医療の診療報酬体系の骨子」と同年一二月の社会保障審議会医療保険部会「平成二〇年度診療報酬改定の基本方針」を踏まえ、二〇〇八年二月一三日中央社会保険医療協議会から改定案の答申が行われた。今回の改定は、前回二〇〇六年度の改定で示された四つの視点を継承しつつ、地域医療の緊急的課題として産科や小児科をはじめとする病院勤務医の負担軽減のための対策を重点的に評価、さらに懸案の「後期高齢者医療制度」が診療報酬上に明記されたことが大きな特徴であろう。

平成二〇年度診療報酬改定では、①在宅療養生活の支援として、訪問看護の充実、服薬支援、医療と介護の連携の強化、居住系施設という新たな枠組みの創設、②入院医療（入院前後で継続的な診療が行われるような取組の評価）として、「在宅医療が広がりを見せる中で、在宅療養を行っている患者の病状の急変等に伴い緊急時に病院等に入院できる体制の確保がより一層求められることや、後期高齢者の生活を重視するという視点から、地域の主治医との適切な連携の下、患者の病状の急変等に地域の主治医からの求めに応じて、入院させた場合に評価する」としている。③外来医療としては他の医療機関での診療スケジュールも含めた「診療計画書」の作成、④「終末期医療」として、終末期における診療方針等について、医療関係職種が協働して患者・家族等と話し合い、書面をまとめて提供した場合についての評価とした。しかし、様々な議論があり、中医協は七五歳という年齢に着目した診療報酬体系を、平成二〇年六月二五日をもって一時凍結とした。

しかし、「後期高齢者医療の診療報酬体系の骨子」で明らかになった考え方はその後の診療報酬評価に反映されている。要約すると病状がどうであれ入院による医療は急変時に限るとしていること、さらに、その入院の選択は病院の医師ではなく患者を一体的に管理している地域の主治医によるものとしていることである。つまり病院医療・入院医療は原則として急性期状態に限るとし、急性状態を脱し安定したらすぐに元の生活の場に戻るというサイクルを強調している点である。

一見すると理想的な姿でもありまた本来の姿であるとも言えるが、社会的入院という言葉が象徴するように病院が福祉的機能を果たしてきた歴史もあり、財源問題を理由に一方的な問題提起ですんなり地域医療・在宅医療が進むとは思えない。さらに今日の医療崩壊・病院崩壊という底の深い問題状況をみれば、簡単ではないように思われる。

7　二〇一〇（平成二二）年度診療報酬改定の主要改定方針

二〇一〇年度診療報酬改定の概要として、改定率はプラス〇・一九％（本体部分プラス一・五五％、薬価等マイナス一・三六％）であり、社会保障審議会の「基本方針」は、①重点課題として、救急、産科、小児、外科等の医療の再建、病院勤務医の負担軽減、②四つの視点として、がん、認知症、感染症、肝炎対策の推進、③後期高齢者という年齢に着目した診療報酬体系の廃止、の三点である。

まず、病院勤務医の負担軽減策として「多職種からなるチームによる取組の評価（チーム医療）」である。この考え方は、一九九〇年代初頭からに開始される「機能分担と連携」の医療では、急性期医療と慢性期医療の連携がテーマであった。二〇〇〇年代に入り介護保険の施行とともに「医療と介護の連携」がテーマとなり、かかりつけ医と病院医との連携に発展してきた。これらは患者の側からすれば、病状の経過とともに変化していく「プロセス」である。そして、今回登場した「チーム医療」という考え方は、患者を円の中心に置き、その周りを取り囲む「ネットワーク」であり、いわば「線の連携から面の連携」に変化していると言える。

そこで、二〇一〇年三月一九日厚生労働省チーム医療の推進に関する検討会報告書「チーム医療の推進について」（以下「検討会報告書」と略す）と各都道府県知事宛てに出された同年四月三〇日厚生労働省医政局長通知「医療スタッフの協働・連携によるチーム医療の推進について」（以下「通知」と略す）を参考にしながら、その考え方をみてみることにする。

まず「検討会報告書」には「基本的な考え方」が示されているが、その第一番目と第二番目について全文を紹介する。

一．チーム医療とは、「医療に従事する多種多様な医療スタッフが、各々の高い専門性を前提に、目的と情報を共有し、業務を分担しつつも互いに連携・補完し合い、患者に状況に的確に対応した医療を提供すること」と一般的に理解されている。

二．質が高く、安心、安全な医療を求める患者・家族の声が高まる一方で、医療の高度化・複雑化に伴う業務の増大により医療現場の疲弊が指摘されるなど、医療の在り方が根本的に問われる今日、「チーム医療」は、わが国の医療の在り方を変え得るキーワードとして注目を集めている。

次に、「通知」の基本的な考え方をみるとかなり踏み込んだ表現になっている。その最初の部分を紹介する。

「各医療スタッフの専門性を十分に活用して、患者・家族とともに質の高い医療を実現するためには、各医療スタッフがチームとして目的と情報を共有した上で、医師等による包括的指示を活用し、各医療スタッフの専門性に積極的に委ねるとともに、医療スタッフ間の連携・補完を一層進めることが重要である。」（傍点は筆者が付す）

「検討会報告書」では、抽象的でわかりにくい表現になっているが、「通知」では二〇一〇年度の診療報酬改定の基本方針である病院勤務医の負担軽減を具体化する方策として「医師等による包括的指示」という考え方を示している。論じるまでもないことであるが、いわゆる「医師の指示」行為は、医師の業務独占性を象徴的に表現したものであり、またこの医師の指示行為を受けるかたちで「保健師助産師看護師法（通称：保助看法）」の業務独占性も規定されている。

つまり、包括的指示行為がチーム医療推進にあたって拡大解釈されるということは、看護師等による医行為が、医師の直接管理下でなくてもできるという意味を持っている。すなわち、本論でもすでに検討したように急性期は病院・入院医療、慢性期は在宅医療という方向性が制度上行われてきており、現在、医療ニーズの高い慢性期疾患患者が病院から地域に拡散していく傾向にあることから、これらの患者に医師による「包括的指示」を受けた看護師等が主導的立場となって地域で医療（看護師等による医行為）が展開されていく道を開いたということを意味している。ちなみに施設等生活の場で行われている「痰の吸引」等の医行為も介護職まで拡大する議論が進んでいる。この点は、非常に重要な意味を持っており、今後注意深く動向を見守っていく必要があろう。

さて、「検討会報告書」を受け、二〇一〇年五月一二日「第一回チーム医療推進会議」が開催されている。第一回会議に配布された資料「報告書の提言に対する厚生労働省の対応について」には、一の看護師の役割の拡大として、①包括的指示の積極的な活用、②看護師の実施可能な行為の拡大・明確化、③行為拡大のための新たな枠組みの構築の三点を上げ、それに対し、厚生労働省の対応としては、調査の実施、看護師養成機関の充実など人材養成の面から対応するように回答している。そして「特定看護師」等の新たな高度技能看護師の養成も示唆している。第二回以降については検討を割愛する。

そして、二〇一〇年一〇月四日には「第一回チーム医療推進方策検討ワーキンググループ」が活動を開始し、詳細な検討が現在も続けられている。

4　まとめ——医療福祉の観点からみた今日の医療制度改革——

第Ⅱ部は、一九九〇年代初頭から本格的に開始されたわが国の医療供給体制の構造的改革を医療法改正の変遷とそれに連動する様々な答申、そして原則二年に一度改定される診療報酬と必要に応じて介護報酬の改定を含めて検討を行ってきた。その考察の結果を以下の四点に集約した。

①医療の概念——包括的医療（予防、治療、社会復帰）から治療重視型医療へ

医療保障を包括的医療と国民皆保険で実現しようとした当時からすれば治療偏重、急性期重視型の医療に限定されてくる過程であった。その結果、当初社会的入院患者の概念が「医療現場で起こる医療福祉問題（医療費や介護者不在等療養に関わる貧困・生活問題）の担い手」にとどまっていたものが、療養目的での入院患者すべてに拡大され、「生活の場での療養」が望ましいという方向性とともに病院から地域に追い出されてくる状況になった。

このことをもって医療概念の拡大とする見解もあるが、そうではなくて医療の概念が急性期医療ないしは治療重視型医療に限定されたために、病院内にとどまっていた医療ニーズが地域に拡散したとみた方がより実態を反映していると考える。

②医療提供の場——医療機関完結型医療から地域連携型医療へ

「いつでも、どこでも、だれでも」同じ医療が受けられるという医療保障原則を壊し、専門特化した医療機関同士の連携という医療供給体制に切り替わったことによって、「退院」に対するイメージが変わった。つまり、「退院」とは疾病や怪我の治癒・完治あるいはそれがほぼ約束された状態で実現するものである。しかし、機能分担と連携の医療では、その専門特化された医療機関での治療が終了した段階で「退院」という事態が発生する。つまり

これは明らかに医療機関の「都合」で起こる事態である。「平均在院日数の短縮」という医業経営のための用語が臨床現場に持ち込まれ、日常言語化している現状はこれでよいのであろうか。

病院とは、本来的に「とりあえず」とか「よろず、駆け込み寺」的期待を持ち合わせていることによって、私たちの健康への安心と安全が約束される社会的機能と役割がある。そして、そのことが同時に医療福祉問題の早期発見・早期解決に繋がり深刻な事態を回避できる。しかし「機能分担と連携の医療」に始まり、そして今日の「医療と介護の連携」に時代になってからは、連携のための複雑な手続きを必要とし、そのために多種多様な専門機関や専門職種との連携も必要になってきた。それに並行して医療福祉問題も複雑・高度化してきている。

③診療報酬——出来高払いから包括払いへ

医療費問題の観点から、「出来高払い」のネガティブな側面（情報の非対称性）ばかりが強調され、出来高払いのポジティブな側面（患者の個別性や医師との信頼関係構築）があまり強調されることがないまま「包括払い」に切り替えられていった感は否めない。しかし包括払いは情報公開を加速し医療の可視化が進んだことは評価されるとしても、包括払いによって医療サービスの商品化を加速したのも事実である。商品化は医療サービスの差別化を加速し、同機能の病院同士の競争心理を掻き立て、成果を焦るあまりに悲惨な結果を招いた医療事故も起こった。さらに医療機関が患者を選ぶ時代に突入し、反対に不採算部門やハイリスクの診療科が敬遠される傾向が続いている。その結果、社会的に排除された患者群に対する社会的支援の課題が重くのしかかっている。

④医師不足を補う「チーム医療」

かつての研修医制度の失敗によって、大学医学部等医師養成機関の医局が医師不足に陥り、それが地方の医療機関の医師不足となって慢性的状態になっている。筆者の在住する県においても、公立病院が軒並み医療崩壊に見舞われている。例えば小児救急の閉鎖、一度に大量の医師が辞め救急輪番制の崩壊、病床の一部の閉鎖、民間に払い下げが持ち上がっている公立病院など深刻な事態に遭遇している。医師不足はまさにわが国の医療供給体制そのものの構造的問題であるにもかかわらず、医師不足を「チーム医療」で補うという発想そのものに疑問を抱かざるを得ない。

一九九〇年代から今日に至る医療制度分析は、まだまだ不十分であり、本論はむしろその端緒を示したにすぎないと思っている。今後、国民目線から医療格差の拡大を様々な角度から研究を継続していかなければならないと考えている。つまり、国民から益々遠のいていくわが国の医療にどこかで歯止めをかけなければならない、それが唯一の理由である。

【注】

（1）堤未果『ルポ貧困大国アメリカ』岩波新書、二〇〇八。
ポール・クルーグマン、山形浩生訳『クルーグマン教授の経済入門』（原題「The Age of Diminished Expectations」）ちくま学芸文庫、二〇〇九、一一三頁。
なお、「管理競争」の解説については、第4章の注3を参照されたい。

（2）総合規制改革会議「重点六分野に関する中間とりまとめ」二〇〇一（平成一三）年、さらに同年財務省主計局から「医療制度改革の論点」二〇〇一（平成一三）年一〇月に、これより先に提出されていた厚生労働省「医療制度改革試案」（同年九月）批判文書が出され、当時は小泉内閣のもと、総合規制改革会議と経済財政諮問会議が医療・福祉等の生活関連分野の「規制緩和」と「市場開放」を強力に推し進めていた時期である。なお、詳しくは拙著『医療福祉の市場化と高齢者問題―「社会的入院」問題の歴史的展開―』ミネルヴァ書房、二〇〇三。「第九章　今日の医療制度改革の論点」で考察を行っているので、参照されたい。

第Ⅲ部　複雑化する今日の医療福祉実践

第Ⅲ部は、第Ⅱ部で論じたように現在急激な環境変化を起こしているわが国の医療提供体制の現状を踏まえて、この変貌に対応できるＭＳＷ業務のあり方を論じたものである。

第7章では、「機能分担と連携」下の医療福祉実践――アルコール問題を事例とする一般病院の医療ソーシャルワーク――」と題し、「アルコール依存症」を例にしながら、一般病院に来院する「急性状態」にある患者・家族に対する支援の実際を「(危機）介入」の視点から論じたものである。第8章は、「今日の医療制度改革と医療ソーシャルワーク機能の変容――いわゆる『業務指針』における『受診・受療援助』――」と題して、一九九〇年（二〇〇四年改定）に当時の厚生省による「医療ソーシャルワーカー業務指針」を題材にしながら、その中核をなす「受診・受療援助」の今日的意義と医療ソーシャルワーク機能の専門性について論じたものである。第9章は、「激変する医療環境と新たな医療福祉問題――入院医療から在宅医療へ、求められる『多職種連携』――」と題して、病院医療・入院医療から排除された医療問題に焦点を当て、それを支える「多職種連携」の必要性を医療福祉実践の現状を踏まえて論じたものである。第10章は、「今後の医療福祉実践の課題――『地域包括支援センター』への期待と現実――」と題して、社会福祉士等ソーシャルワーカーのアドボケイターとしての機能の脆弱性と身分保全について論じたものである。

第7章　「機能分担と連携」下の医療福祉実践
――アルコール問題を事例とする一般病院の医療ソーシャルワーク――

1　はじめに

本章では、筆者が一九九〇年代医療ソーシャルワーカー（以下ＭＳＷと略す）として勤務していた急性期病院（救急外来のある一般病院）で対応した多くの事例をもとにして、急性期病院におけるＭＳＷの業務の実際をまとめたものである。そして、第Ⅱ部で検討したように現在急激な変化を起こしているわが国の医療供給体制の現状において、今後の方向性を睨みながら、この変貌に対応できる医療ソーシャルワーカー業務を構築することにその主眼を置いてみた。本論においては「アルコール依存症」という今日一般的な事案でありながら、対応は特殊で高度な判断が要求される事例を使って、一般急性期病院における初期段階の関わり（危機介入）に絞って考察を行いたいと思う。

本論においては、ＭＳＷの早期の関わりが、適切な時期に適切な対応（治療）が実施されることによって、大きな成果（治療の効果と患者の自己覚知）を期待できると仮定し、いわゆる「早期発見・早期対応のためのワーカーの介入の試論」を述べたものである。

筆者の勤務していた一般救急病院（一次救急のある一般病院）では、救急車等によって搬送される患者のうち、すでに「アルコール依存症(注1)」の診断を受けているにもかかわらず、アルコール飲酒を続けているうちに一般状態が悪化し、あるいは大量飲酒により錯乱状態を起こし、患者の状況把握のためにＭＳＷに対応の要請がかかることが多かった。

このような場合は、総じて緊急的対応を要し、場合によっては命に係わることがあることから、当院で対応が不可能という場合も多く他の専門機関に転送する必要から、ＭＳＷに専門機関の照会を依頼する業務が中心であった。他機関への転送のほとんどは精神科病院であったために、家族に対する精神保健法上の「同意入院」の意志確認か、単身で家族の所在が不明な場合は、「市長同意」を得るために保健所の精神保健相談員にその業務を依頼することが中心となっていた。

2　一般急性期病院の現状とＭＳＷの早期介入の必要性について

筆者が勤務していた一九九〇年代の医療機関の状況は、第Ⅱ部でも検討したように、経営上のノルマであった「平均在院日数の短縮」と「病床稼働率の向上」が、事務担当者のみならず臨床現場の医師や看護師等も日常会話のなかに飛び交うほどの状況にあった。この背景には、今後の少子高齢社会での国民医療費高騰の抑制のために、一九九〇年代初頭から開始された「機能分担と連携の医療」、すなわち市場原理と競争原理を活用した国民医療費の節約と医療分野の市場開放という意図が国策として登場した時期である。その結果、医療の平等原則を前提とした患者が選ぶ病院の時代から、医療機関が患者を選ぶ時代に変化する過渡期にあったものと思われる。

一般救急病院で発生する上記のような複雑な症例であっても、この制度改革からは自由ではあり得ず、問題が複雑であるから、あるいは問題は深刻だからという理由で例外的に扱うことは許されないことから、ＭＳＷが、時として「便利屋」とか「退院促進係」などと酷評され、今日の医療制度改革とは無縁でないばかりか、その最前線に立たされていたという現状があった。その意味ではＭＳＷの真価が問われた時代であるといっても過言ではないであろう。

ところで、本論で取り扱う「アルコール依存症」患者は、主な疾病以外に様々な生活課題や問題を背景に持っており、また家族も病んでいる場合が多い。その意味では治療を円滑かつ効果的に行う意味でも、ＭＳＷの早期の関わりを必要としている。

そこで、ＭＳＷが意図的に患者・家族のプライバシーに介入し、混沌とした状況を整理して、中心となっている課題を見つけ出す作業が必要になってくる。そして、その課題を解決するためには、どうしても家族の主体的な関わりが必要であることを認識させるためにもかなりアグレッシブな関わりが必要とされる場合が多い。このアグレッシブな関わりを、本論では「危機介入」という概念を使い展開を試みる。「危機介入」については以下のような見解を参考とする。(注2)

「危機は、日常生活において誰にでも起こりうるもので、危機の克服あるいは失敗がその人の成長あるいは崩壊につながるという考えに立ち、人が危機に陥ればできるだけ早くその状態に介入して元の状態に戻るように援助することを意図して進められる。」。

そして、もっとも重要となる介入のタイミング（時期や条件）については下記のような考え方を参考とした。

「危機介入の適用条件は、危機を促進した危険なできごとが存在すること、大きな不安や苦痛が存在し、変化しようとする動機づけが高いこと、そして近い過去に問題解決に挫折した証拠があることである。」。

「人が危機に陥るか否かは、事件に対して歪んだ知覚をしていること、危機状況を支えてくれる人や資源がない（社会的支援がない）こと、危機に対処する適切な対処規制がないこと、が要因となる。」。

以上のような見解を参考にしながら、次に実際の一般救急病院における「危機介入」の方法について「試論」を提起してみたい。

3　「アルコール依存症」を例とした「危機介入」の実際について——MSWの情報収集のポイント——

1　「アルコール依存症」患者の外来受診の傾向と特徴

「アルコール依存症」患者が、救急外来に駆け込んでくる場合、いくつかの特徴がある。第一に、一般スクリーニング検査の結果、肝機能等内科的データが極めて悪く、直ちに入院による加療が必要と診断されるような状態であること。第二に救急搬送時、あるいは外来受診時に、家族・近親者の付き添いがない例が多いこと。第三にアルコール離脱期にいわゆる「禁断症状」が表れ、暴言、暴行、妄想、幻覚等で手のつけられない状態になることが高い確率で予測されること。第四に大量飲酒の飲酒歴が長期間で、全身の衰弱傾向が顕著であり、強制的に禁酒状態にもっていくとショック死を起こす可能性が高いなどの傾向がある。いずれにしても、患者本人は酩酊状態であっても、身体症状は急性状態で何らかの医学的処置を早急に開始する必要がある。（注3）

2　MSWの情報収集のポイント

救急外来や一般外来等から医療相談室へ相談依頼があった場合、現場に急行しすばやく状況を把握することは大切なことであるが、直ちに患者および家族・近親者に接近することは、病状が急変する可能性など何か起こるかわからないことを考慮すると、慎重であった方がよい。そこで、上記のことを考慮しながら、この状況を素早く把握するための情報収集のポイントを紹介してみることにする。

①「医師の指示」を確認する

医療機関におけるすべての診療行為は、「医師の指示」を前提としており、ＭＳＷといえどもそれを無視して成り立つ業務ではない。したがって、ＭＳＷはこのような事案であっても、緊急だから例外だからという理由で、医師の指示を無視して行動を開始してはならない。(注４)

そこで、まず現場に立ち会った医師が、診察の結果どのような診断を下し、当面どのような治療方針を立てているかを確認する必要がある。そして、医師がＭＳＷに何を期待しているのか、この三点をヒヤリングする必要がある。（傍点は筆者が付す）

このような緊急の現場で果すＭＳＷの役割は、患者の背景など医師が救急の現場では把握しきれない情報を収集し、医師が患者に対して十分な治療を行える環境を整える役割を担っているものと考える。そのためには、まず医師の診断と指示を確認して行動を開始する必要がある。

②カルテの確認（健康保険証の有無を中心にして）

いわゆる「カルテ」の表紙は、様式の違いはあっても基本的に患者の基本情報を記載するようになっている。そこで、第一に「健康保険証」から読み取れる情報として、まず、健康保険証が「ある」という場合に、その種類、有効期間、現住所などが正確に記載されているかを確認する。とくに有効期間については、保険料の滞納等で資格を喪失している場合があるので注意を要する。また、現住所については住民票上の住所であって、すでにそこに居住実績がなく、別のところに住まいがある場合もあるのでこれにも注意が必要である。

第二は、生活保護受給者等公費負担医療の対象者である場合は、公費負担医療の種類、行政機関名、および担当ケースワーカーの氏名の確認を行い、とくに生活保護受給者の場合は、本人や家族に了解を得て担当ケースワーカーに、本人が受診されていることの第一報を入れておくとよい。

第三は、健康保険証が持参されていない場合である。この場合は以下の三つのパターンが想定される。その一は、健康保険証を持参してこなかったが持っている場合である。この場合は、緊急に転医・転院を必要とする場合が想定されるので、本人等に了解を得て、保険者に保険証の種類・番号等の確認をしておくとよい。その二は、患者が路上搬送された場合に、救急隊の協力を得て、保護された場所を管轄する行政機関の福祉事務所に「行旅病人」の搬送報告をしてもらい、後に医療機関側から同上の福祉事務所に「収容報告書」を提出すると、「行旅病人及行旅死亡人取扱法」の適用対象となり、外来、入院とも一回限りを原則として、全額公費負担の対象となる。(注5)その三は、健康保険証を新たに申請する意志があるか、本人や家族に事情を説明したうえで確認する。その意志が確認できれば、本人の代理のものを当日速やかに当該行政機関に出向かせ、健康保険証の交付を受ける手続きをするように勧めるとよい。その理由は、救急医療に要した医療費は、当日が非常に高額となることから、救急搬送された当日が交付年月日になるようにするためである。

論じるまでもないことであるが、わが国は国民皆保険による保険診療を原則とする体制になっている。今回取り上げているアルコール依存症のように、病状の慢性化と病状の急変により入退院を繰り返すことがつねである疾患の場合は、長期の医療費負担に対するリスクが非常に大きいために、まず制度的社会資源を活用して医療費問題を克服することが治療成功の大きな条件となってくる。

③家族・近親者の有無

アルコール依存症の治療は、「断酒」という極めてシンプルな行為の継続がすべてを良い方向に向かわせる。しかし、現実は、「断酒」という単純な行為に向かわせることが困難を極め、ここがアルコール依存症の治療の難しさでもある。

アルコール依存症は、本人の状況もさることながら、家族・近親者の無理解と偏見から重症化していく傾向にある。家族は、患者のアルコール飲酒による酩酊状態に慣れ、すでにアルコール飲酒が病的な状態になっているにもかかわらず、いつもの繰り返しと思い、うっとうしくなり徐々に患者から疎遠になっていく。あるとき、患者がいつもと違う体の変調を訴え意識不明になるか、また意味不明の言動や幻覚妄想状態を引き起こしている異常な状況を見て、家族はやっと事の重大性に気づき、あわてて一一九番通報により救急病院に駆け込んでくる。これがひとつのパターンであった。

この段階では、一般の救急病院ではできることは限られてくる。とりあえず生命の危機的段階を脱するための応急処置を行うが、精神症状が活発な段階では入院による加療は無理である。そこで、救急外来担当の医師は、家族を呼んで以下のような病状の説明を行っていた。

医師：「酒を減らすか、止めないとえらいことになりますよ。このデータ見てください。……」

家族：「そんなに悪いんですか。うんざりするほど酒やめるように言っているんですがね。家に連れて帰ってもまた飲むから、入院させてくれませんか、先生。」

医師：「……（医師しばらく無言）、患者さんは今入院ほどの状態ではありません。とりあえず点滴しておきますから、落ち着いたら連れて帰ってくださいね。」

こんなやりとりに、筆者は何度となく立ち会った経験がある。一般救急病院が、アルコール依存症とわかって入院に踏み切る場合は、内科的に重症の場合で、入院させて強制的に「断酒」しないと生命に関わると判断される場合に限られる。

いずれにしても、長いアルコールの飲酒歴から、本人の意志能力も落ち、あるいは一時的に幻覚・妄想状態になるような状態であれば、本人の自助努力に期待することは難しくなっている。このような状態からアルコール依存症の治療を始める場合は、家族・近親者の協力なくして治療は成り立たない。

アルコール依存症の治療は、先に「断酒」から始まると書いたが、本人の自由意志で断酒ができるような状態であれば、あえて病的と表現する必要はないと考える。自分の意志ではどうにもならないような状態の場合は、強制的断酒を行わなければならない。アルコール依存症は、精神科の範疇ではないと言われているが、症状により強制的手段として精神科病院のアルコール専門病棟に入院させ、一定期間治療を行っているのが現状である。

このような意味合いからも家族・近親者の治療への正しい理解と協力が絶対的条件となる。とくに家族・近親者の治療に対する協力の意志確認は、そのまま患者の人権擁護にも繋がっており、ＭＳＷが行うソーシャルワークの重要な要素となっている。

④患者の現在の状態とアルコール飲酒の関係

ＭＳＷが、患者・家族に関わりを持つ前に医師や看護師、さらに窓口担当を行っている事務職員、そして付き添ってきている家族・近親者に、アルコール飲酒の現状をヒヤリングしておくことは、極めて重要である。アルコール飲酒の特徴を探るときのポイントは以下のとおりである。

(ア)　アルコールの種類：ビール、日本酒、ウイスキー、ワインなど、決まったものを飲酒する習慣があるのか、あれば何でも飲んでしまうのか。

(イ)　アルコール飲酒歴と病的飲酒（切れ目なく飲み、覚めている状態がない）：例、若いときから良く飲んでいたが、仕事で失敗した後くらいから量が増え、最近では寝ている以外はいつも飲んでいる。

(ウ)　アルコール飲酒のパターン：例、ウイスキーのボトル半分くらいの一気飲みを繰り返し、意識障害を起こして救急搬送されてくる場合、また朝から飲み続け毎日日本酒一升瓶を一本以上空にするなど。

このヒヤリングは、量や種類の客観的把握以外に、家族・近親者に改めて患者の飲酒の異常さを気づかせるねらいがあり、医師による病状説明をより良く理解させるための予備知識を提供することを意図している。もうひとつ重要な点は、入院をさせなくてはならないと診断された場合に、入院による「強制断酒」によって、アルコール離脱期に起こる「禁断症状」の表れる時期や程度を予測し、その場合の対処の方法を考え、家族の理解と協力を得なくてはならない。そして、入院を受け入れる医療機関または自院の場合は入院病棟に、その内容を事前に伝えておく必要がある。

禁断症状にはその表れ方に個人差があるが、最も激しい場合では、幻視・妄想・幻覚状態が表れ、暴力、暴言、窓からの飛び降り行為など一時的に手のつけられない状態になる。その際、患者の抑制や鎮静のための医学的処置を行わざるを得ない状況になる。その時を予測して、家族の理解と協力（この場合は、状態の落ち着くまで個室等で付き添い）をお願いする。これは人権上の配慮という観点から絶対的条件となる。

⑤治療歴

アルコール飲酒をめぐる治療歴には、大体下記のような三つのパターンが考えられる。第一のパターンは、アルコール依存症と明確な診断はされていないが、アルコール飲酒を原因とする内科的疾患（糖尿病、肝機能障害など）により、一般病院に通院を続けながら、徐々に慢性化して救急搬送となった例である。第二のパターンは、過去にアルコール専門の開業医やアルコール専門病院への通院や入院歴がある例。第三のパターンは、過去にアルコール依存症としての治療歴がない例である。

このうち、第二のパターンは、筆者の経験からアルコール専門病院への入退院を繰り返すも同じアルコール専門病院には入院しないで、別な病院を転々とする例が多かったように思う。このような患者の飲酒歴には以下のような共通点があった。アルコールを酩酊状態になるまで飲み、意識障害を起こしてどこかで保護され、本人の明確な意志の確認のないまま、家族の承諾のみでアルコール専門病院に入院した経験のある患者である。このような患者は、入院先でのアルコール治療にはつながらず（断酒する意志がない）、自分の意志で退院し、そのまま飲酒に走り、同じパターンで保護され一般救急病院を経由してアルコール専門病院に搬送されていくことを繰り返す患者である。

このパターンの患者が、アルコール治療に繋げるのにもっとも難しく、困難な例ではないかと思う。

⑥家族・近親者の患者に対する病識

家族・近親者が、患者の状態を正しく理解し、ある程度治療の方法や手段を理解しているのか、あるいは依然として、患者が「大酒飲みが身体を壊した」程度の理解レベルにあるのかを見極めることが必要である。前者の場合は、何度となく挫折を経験しているので、家族が疲れきっている場合が多いが、アルコール依存症の基礎的な理解と治療方法は了解しているので、専門機関に繋げることは難しくはない。しかし、後者の場合は、すでに患者と疎遠な関係になっている場合が多いので、アルコール依存症の説明と治療に関する了解を得ようとしても、これ以上患者に関わりたくないという意思が先行して、家族に介入することが非常に難しい。

⑦家族・近親者の患者への思い入れ

このヒヤリングは、患者が家族に依存しているのではなく、患者に家族が依存しているいわゆる「共依存状態」に陥っていないかを見極めることを目的としたヒヤリングである。このヒヤリングはインテーク段階では見極めは難しく容易に判断がつかない。むしろ、これまでのヒヤリング内容を検証して、患者とその家族が共依存状態に陥っていないかをシミュレートすることが大切である。(注6)

3　情報の整理と評価（アセスメント）

わが国の医療環境は、繰り返しになるが一九九〇年代の「機能分担と連携」の医療から、二〇〇〇年代の「医療と介護の連携」、そして在宅医療へシフトしてきている。とくに急性期医療機関は、高度先端医療に収斂され、より短期間で治療の成果を上げることにしのぎが削られている。アルコール依存症のように長期の治療期間を要し、様々な専門機関と連携しながら、さらに家族・近親者の粘り強い協力が必要な症例の場合は、一般救急病院のMSWの関わりにも限界がある。その意味では、今日の医療制度改革にいうところの医療経済的観点からの「機能分担と連携」ではなく、様々の専門機関との患者の立場に立った「機能分担と連携」が必要である。

そこで、本論では、一般救急病院のMSWが、その患者にふさわしい専門機関に繋げることを目的に、一般救急病院のMSWがどこまでの業務を行っておけば、しかるべき専門機関との有機的な連携が可能なのかを模索することを課題としている。

実際の臨床場面では、いわゆる対症療法的に点滴を施せば、皮肉にも体調の悪い時より、おいしく酒が飲める状態となり、まさに焼け石に水がごとくむなしい結果の繰り返しとなる。その意味では、一般救急病院ではアルコール依存症の根本的な治療はできないことをはっきり伝える必要がある。そして、アルコールとの決別を望むのであれば、ふさわしい医療機関の説明や照会をして、これからの患者の進むべき方向を示し、さらにアルコール専門の医療機関は、精神科医療機関に設置されていることを説明しなければならない。

つまり、アルコール依存症の治療は、現状においては精神科医療の範疇で実施されていることを患者・家族、この場合は近親者も含めて「認知」してもらうような面接を行わなくてはならない。この場合の「認知」とは、患者本人の一日も早い回復を願うことと、そのためには世間体や体裁を排除して、家族が主体的に協力しない限り、治療の効果は期待できないことを理解してもらうという意味合いである。

このMSWの関わりは、高度であり経験と熟練が必要である。

4　MSWの「介入」の実際

1　「危機」の指標とその評価（アセスメント）

一般救急病院においてMSWの関与が必要な事案は、背景に少なからず貧困・生活問題が横たわっており、それが家族・近親者の人間関係にも波及し、それらが患者に対する治療の妨げになっている。MSWの「業務指針（第8章で詳細に検討する予定）」にある「受診・受療援助機能」とは、まさにこのような問題状況を解決に向かわせる手立てを講じ、良好な治療に繋がる条件整備を行うことにMSWの使命が存在するものと考える。

そこで、ここではまずMSWの初期の関わりとして、インテーク段階で収集した情報をどのような視点で整理すれば良いかを考えてみたい。すなわちアセスメントのための視点である。

一般的に受診・受療を妨げる社会的要因としては、第一に経済的問題、第二に生活環境とくに住居に関わる問題、第三に患者を看護（監護）する立場にある人に関わる問題、第四に家族・近親者の患者に対する病状理解に関わる問題、第五に家族・近親者の患者の受入など意識に関わる問題（患者が家族・近親者から阻害されているか否か）の五つの大まかな視点を提起しておきたい。このうち、第一、第二、第三については、療養生活の基盤に関わる問題状況と仮定し、「危機の客観的指標」と規定しておく。第四、第五については、患者を取り巻く人間関係に関わる問題状況と仮定し、「危機の主観的指標」と規定する。

この五つの指標をどのような材料から収集していくか、その具体的な例を示してみたい。

第一については、健康保険証がその情報源となる。つまりその有無、種類などから現在の所得状況を探ることが可能である。第二については、カルテの表紙に記載されている住所は住民票に記載されている住所かそうでないか、一人暮らしか家族と同居か、工事現場等の簡易住居か、路上で保護されて居住実績に関する情報がない、などから搬送前の生活環境の想定は可能である。第三については、本人の意思を代弁できる立場にある人がいるか否か、本人の看護・介護ができる立場にある人がいるか否かを確認し、いない場合には探すか、第三者（行政や民生委員など）に協力を求めなければならない。

第四については、通常の医師の説明が理解できるか否かなど家族・近親者の理解力を把握する。第五については、「あんなやつ、早く死んでくれたほうがいいんや。」、「あいつとは親子の縁を切ったから、私は知らん。」、などと豪語し、患者に近寄ろうとしない。あるいは、とりあえずのやり取りはするが、自分の都合ばかりを主張して、家族・近親者としての情が伝わってこないなど、患者に対する意識状況を探る、以上が情報収集のそれぞれのポイントとなろう。

アルコール依存症のような症例では、病的飲酒の歴史が長く、職場も家族もその対応に疲れ切っており、はやく危機的状況から脱したいと思う反面、患者の異常性に慢性化して、いわゆる「共依存」状態に陥っている場合があり、患者をとりまく環境の異常性に気づかない例が多い。そして、飲酒しては病院へ、しばらく入院して少し改善したら退院してまた飲酒に走り、慢性期疾患の急性増悪で再び病院に駆け込むということを繰り返す傾向にある。

このような事例の場合は、患者や家族からは通常のインテーク面接では、その問題状況を把握することは困難である。つまり、患者も家族もそれぞれ自分に都合の悪いことは言わず、嘘をついてその場をごまかす場合がある。嘘をついているにもかかわらず、それを鵜呑みにした結果、情報が混乱して問題を一層複雑にしてしまい事例の中心的課題を見誤ることがある。

危機介入を行う必要のある症例は、文字通り緊急性を伴っているので、情報をできるだけ速やかに収集する必要がある。ただ、極めてデリケートな関わりが要求されるので、クライエントに関わりを持つ前に、できれば担当の医師、看護師などとケースカンファレンスを行い、情報の共有化を図っておく必要がある。

2 「危機的状況」を「演出」する（潜在化している問題を顕在化させる）

アルコール依存症のような疾患は、病的な状態が日常化しており、患者も家族も何が危機的状況になっているのか、すでに客観的に見る力を失い、また他人に指摘されても素直に受け入れる余裕すらなくしてしまっている場合がある。そのような場合は患者・家族を治療に繋げることは困難を極める。

このような患者や家族に接近を試みる場合には、まずその患者・家族に〝もう、いままでの対応ではどうにもならず、いま本気になって治療を開始しないと家族が崩壊する。〟という危機的状況を誰かに気づかせるような場面を演出する必要がある。例として、アルコール依存症の夫を持つ妻と面接をすると、ほとんどの場合、異常なまでに献身的で、夫が酔って暴力を振るってもひたすら耐えて何年も経過しており、面接の場面においても以下のような典型的なやりとりがある。

妻：「私、もう我慢できない。別れられるものなら別れたい。けれども小さい子がいるから、自分かってなこともできないし……。」

何度そう思ったことかと泣きながら、妻はワーカー（「W」と略）に訴える。

W：「旦那さんは、奥さんがいつもそばにいるということで、安心しきって酒に走るのでしょうね。しかし、旦那さんのお酒は、アルコール依存症という病気ですよ。お酒を止めない限り治らない病気ですよ。」

妻：「でも、主人は酒が生甲斐みたいな人だから、完全にお酒を止めたら、生甲斐を失くしてしまうようで、なんだかかわいそう……。」

W：「奥さん、そもそもご家庭の混乱は、すべてご主人のお酒が原因しているのでしょう。あなたはもうご主人と別れたいとまで仰ったじゃないですか。根本の原因を解決しないと家族が崩壊しますよ。」

妻の沈黙がしばらくつづき、困惑した表情で以下のような訴えをワーカーに投げかけてくる。

妻：「では、どうしたらいいんですか。」

妻は、ここでようやく、何とかしなければという気持ちになってきたが、どうしてよいかわからず、「どうしたらいいんですか。」と依存的な質問を投げかけてくる。

W：「アルコール依存症の治療を開始して、見事断酒に行き着いた過去の例では、すべて家族の協力があって実現しています。奥様もご主人と子どもと自分のために、ここで気持ちを切り替えて、ご主人の治療に協力していただけませんか。」

と、妻の決意の程度を探るような質問を投げかけ、妻がある程度、自分の問題として捉えられるよう、支援的な問い（開かれた質問）を投げかけてみる。

妻が、「夫が悪い」、「酒が簡単に買えるから悪い」などと他人やまわりの環境を悪く表現することによって、自分を当事者の位置に置かず、自分とは関係ないことという態度に終始している場合は、ワーカーの誘導的な質問は危険である。この時点で介入を試みるとワーカーに対する依存度が急に高まり、「ワーカーさんがそのようにしなさいと言ったからそうした。」という依存的な状態に陥り、ワーカーの身動きが取れなくなってしまう危険性（抱え込み）がある。

3 「危機」に「介入」する

このような依存的な事例にＭＳＷが、どの時点で介入するかの判断は難しい。先に述べたように、「医師の指示」によって行動が開始されるという前提条件を絶対に無視してはならない。医師が判断に迷うような場合は、Ｍ

ＳＷが事前に収集した情報や関連する社会資源の情報を十分に伝え、医師が責任を持って指示が出せるように協力することが大切である。この点を十分に意識したうえで、「危機介入」のポイントを提起してみる。

①クライエントを確定する。

通常、患者＝クライエントとして確定できれば、わざわざ「危機介入」という手法を選択しなくても、十分に時間をかけて意思決定にもっていけば、課題はほとんど解決していく。しかし、患者本人が救急状態かアルコールを飲酒している状態での受診の場合は、患者に今後の意思決定を求めていくことは不可能に近い。無理して面接を行うと、話が通じないか横道に逸れ、誘導尋問のようになり結果的には病院から追い出す口実を作るように誤解されてしまうことがある。したがって、誰をクライエントと定めるかは、危機介入の成否を左右する。

危機介入を前提としたクライエントの選定は、筆者の経験では患者をとりまく家族のなかで、患者のことを真剣に思い、冷静な判断と行動ができる人（キーパーソン）をクライエントとして選定し、面接を進めていった経験がある。

②主訴を確定する

最優先に解決ないしは取組を始めなければならない問題を確定し、他に散在する諸問題も同時に優先順位をつけて、それを①で選定したクライエントに、十分納得できるまで説明を行うことが大切である。

アルコール依存症患者の課題は、患者の治療を最優先するも、それを妨げている第一の問題を解決しなければ治療には向かわない。しかし、この第一の問題（主訴）を確定することは極めて難しい。こんな例がよくあった。家族・近親者がよく「お金がない、お金がない」と繰り返し、治療費を負担の軽減を相談してくることがあった。しかし、その割には競馬、競輪と賭けごとの話がよく話題となり金に困っている様子がみられない。さらに問いかけると〝患者のために使う金はないが、金に困っているわけではない〟ということがわかった。

このような例は、お金がないことが主訴ではなくほかに理由がある。その最も多かった例としては、酒に酔って酩酊状態となり、昼夜関係なく親戚や近所を訪問して「酒を出せ」「金を貸せ」などと騒ぎ、家族が何度となくお詫びに回った経験があり、これ以上関わりたくないとする気持ちが本音であった。つまり、お金の工面をすると患者との関係が切れなくなってしまうという恐怖感を持っており、とくに傍らに患者本人を同席させて面接している場合は、家族・近親者は絶対に本音を話そうとはしなかった。

③主訴に付随する問題の解決に着手する

アルコール飲酒をめぐる家庭内のトラブルは、アルコールの病的飲酒が非常に長期間にわたっていることによって、家庭内に様々な問題を呼び覚まし、アルコール依存症患者の治療もさることながら、家庭内の他の問題もかなり深刻で、早期に解決の方向を見出さなければ、家庭が崩壊してしまうことになる。そのもっとも深刻で広がりをみせている例が、アルコール依存症の夫の妻に対する暴力、いわゆる「ＤＶ」と、それとの関連で起こる子どもに対する「虐待」であろう。

以下、ＤＶや児童虐待の例ではないが、筆者の経験から対応の非常に難しかった例を紹介する。（事例は、プライバシーを配慮して、加工してある。）

アルコール依存症ですでに肝機能障害を起こし、飲酒すればたびたび病院に来て、医師や看護師とトラブルを起こす当時三〇歳後半の男性患者がいた。この患者には、中学校在学中の息子と小学校低学年の娘がおり、妻と離婚して父子家庭であった。生活保護を受給しており、担当ケースワーカーからも再三再四断酒と子どもの養育について指導を受けていたが、一向に聞こうとせず飲酒しては病院に搬送されることを繰り返していた。この間、アルコール専門クリニックを紹介するも長続きせず、すぐに飲酒に走る状態であった。

この例は、患者にアルコール依存症治療のための入院加療を勧めても、未成年の子どもがいることを理由に頑なに入院を拒否し、その代わりアルコール専門クリニックを希望する。しかし、もともと断酒の意志がないにもかかわらず、言うことを聞かないとかかりつけ病院（筆者の勤務していた一般救急病院）の主治医に嫌われることを恐れ、また福祉事務所から断酒に努力しないと生活保護を切ると脅かされて、いかにも断酒を決意したようなそぶりでアルコール専門クリニックに通院を始める。しかし、もともと酒を止める意志などないことから、長続きせずすぐに飲酒に走る。このようなことを繰り返しがこの患者の日常であった。

筆者は、単身であれば親族や近親者の了解を得て、入院などの方法によりアルコール治療に繋げて行く方法も考えていたが、未成年の子どもの養育のことを考えると〝子どもにとっては、かけがえのない父親〟という親子関係が見え、一時的にも分離することができず、ただひたすら二人の子どもが、非行に走ったり情緒不安定から不登校になったりしないように願いながら、患者（父親）に対しては対症療法的な関わりと知りつつ、患者の起こす問題の事後処理に奔走していた。

患者が、アルコールから覚めたときを見計らって、酩酊状態で起こしたトラブルの説明を行い、二人の子どものためにも「もう少ししっかりしなければ、子どもにも見捨てられる」と諭しつつ、何とかこれ以上悪化しないようにという思いで五年ほどの関わりを持った。しかし、依然として飲酒中のトラブルは絶えることがなく、ついに多臓器不全で救急搬送され、意識が戻らず、まもなく死亡した。

この例は、妻が理由は定かではないが、子どもを父親に託して別れてしまった。父親のアルコール依存症の治療もさることながら、子どもが未成年でしかも義務教育年齢の場合は、子どもの健全な成長と発達という点も考慮しながら、患者に関わりを持たなくてはならない「多問題」事例の典型である。幸い二人の子どもとも大きな問題も起こさず、ほぼ順調な成長と発達は保たれたようであるが、この子どもたちの心理的ストレスは相当に大きなものがあったと推測される。

この例は、筆者と公的扶助ケースワーカーはトラブルのたびに密接な連携をとり、またアルコール飲酒によるトラブルについては保健所の精神保健相談員や最寄りの警察、そしてアルコール専門機関の精神科ソーシャルワーカー（ＰＳＷ）、また子どもの養育に関しては、管轄の児童相談所の児童福祉司、また二人の子どもが通う学校の担任教師などとつねに連携を密にしていた。そして、なにかトラブルが起これば、とくに患者（父親）が緊急入院となったときなどは、児童相談所の一時保護がスムーズに運ぶよう連絡を取り合いながら患者との関わりを続けていった。

このようにアルコール依存症患者は、潜在化している様々な問題を抱えたまま、飲酒を続けていく。そして、周辺の様々な問題が救急搬送という大きなエピソードとともに一挙に顕在化してくる傾向がある。このような状況になると一ＭＳＷの関わりの限界を超えており、事例のように様々な「社会資源」とのネットワークが必要となってくる。

そして、最も大切なことは、個々の例が、どの社会資源の担当者が社会資源間の取りまとめ（コーディネーション）をするか、つまり情報の取りまとめと指示の発信をどこが行うかという点である。この点が不明確であると、患者、家族に対して正しい情報が伝わらず、個々の専門家がかってに解釈した情報が伝わり、結果的にもっとも重要な「患者とワーカーの信頼関係」を壊し、問題を一層複雑にしてしまう危険性がある。

5　考察と今後の課題

筆者の勤務していた病院は、大阪市の戦火を逃れた古い住宅地のなかに府営、市営住宅そして老衰化してきたいわゆる「文化住宅」が密集する都会のなかの住宅街に在った一般救急病院である。来院する患者も多様で、疾患も多様であった。まさに「駆け込み病院」であり、筆者は、この病院の機能を称して「とりあえず病院」とか「振り分け病院」などと呼んでいた。当時、救急隊による搬送は、アルコール依存症に限らず、様々な精神科的病名のある患者であっても一般状態が急性状態であることを理由に、まず一般救急病院に搬送しその病院の医師の診断と指示によって、しかるべき専門機関（多くは精神病院）に転送するシステムになっていた。これは精神障害者に対する人権上の配慮からである。

救急搬送された患者に対する適切な医療が提供できる場所が、精神科しかない場合には、医師が中心となって患者・家族を説得しなければならないが、患者の人権を擁護する観点から非常に難しく困難を極める。一般救急病院に勤務するＭＳＷが、自院の機能と役割を十分認識し、その患者にとってもっともふさわしいと思われる医療機関を紹介するには、どのような情報をどのような観点に着目して収集すればよいのか、これには豊富な知識と日常的な他機関との人間関係の構築が重要な要素となる。

アルコール依存症を例に、筆者の経験をもとにＭＳＷにとって必要な「対人援助と社会資源ネットワーク」を試論として提起してきた。ただ、舞台が一九九〇年代の後半であることや、人口が密集する大都会を例にしていることから一般化の難しい側面もある。

しかし、国のいう「機能分担と連携」の医療は、あくまで医療経済の観点から診療報酬の適正化・合理化に意図があるが、ここで提起した「機能分担と連携」の医療は、「患者の命を救うために必然化された連携」であることを殊更に強調して考察を終えたい。

【注】

（1）　本論における「アルコール依存症」は、以下のような定義を参考としている。

「アルコール依存症とは、アルコール摂取によって生じる精神状態と、ふつうこれに伴う身体状態をいい、アルコールの精神効果を体験するためや、ときには、アルコール欠如の不快感を避けるために、持続的または周期的に飲酒したい強迫欲求を常に伴うような、行動上その他の反応を特徴とする。耐性はあることもないこともある。一人のものがアルコールとともに、他の薬物に依存することもある。」、「アルコール依存症の特徴は、飲酒抑制の喪失と社会的・職業的機能の障害並びに耐性上昇、離脱症状といえる。」（『最新医学大辞大辞典第二版』医歯薬出版、一九九六）。

(2)「危機介入」の定義については、次の文献を参考とした。日本社会福祉実践理論学会編『改訂版　社会福祉実践基本用語辞典』川島書店、一九九三。

(3) アルコール飲酒を主な原因とする一般救急病院に受診するケースでもっとも目立つのが、アルコール性肝障害の急性増悪で受診する患者である。高木は、アルコール性肝障害のうち、肝硬変になる確率の高いアルコール性肝炎について、次のように述べている。「アルコール性肝炎は大量の酒を数日間飲んだ後、発熱、黄疸などの症状をともなって現れる。アルコール性肝炎や肝硬変の末期では肝臓の機能が急激に低下するので、黄疸が現れ、タンパクが肝臓で合成されなくなれば腹水がたまり、解毒機能が低下すれば意識障害（肝性脳症）が現れ、凝固因子が合成されなければ、消化官出血が起こる。アルコール性肝炎は治療が困難で、死亡率が高い。」（高木敏「アルコール依存症の関連障害」〝こころの科学〟日本評論社、№九一、二〇〇五．五）。本論で対象とする患者像は概ねこのような状態の患者である。

(4)「医療ソーシャルワーカー業務指針」は、一九八九（平成元）年二月医療ソーシャルワーカー業務指針検討会報告書として発表され、同年三月三〇日に厚生省健康政策局長名で社団法人日本医療社会事業協会長宛てに出された文書「医療ソーシャルワーカー業務指針普及のための協力依頼について」が交付された。これが一般的に「医療ソーシャルワーカー業務指針」と呼ばれるものである。そして、二〇〇二（平成一四）年に医療の環境変化を踏まえた改正が行われ、二〇〇二（平成一四）年一一月二九日に各都道府県知事、政令市長、特別区区長宛てに改めて厚生労働省健康局長通知（健発一一二九〇〇一号）として出された。この「業務指針」については、次章で検討を行う予定である。

「業務指針」の「三　業務の方法」の（五）「受診・受療援助と医師の指示」という項目に以下のような指針がしめされている。

「医療ソーシャルワーカーが業務を行うに当たっては、（四）「他の保健医療スタッフ及び地域の関係機関」との連携」）で述べたとおり、チームの一員として、医者の医学的判断を踏まえ、また、他の保健医療スタッフとの連携を密にすることが重要であるが、なかでも二の（四）に掲げる受診・受療援助は、医療と特に密接な関連があるので、医師の指示を受けて行うことが必要である。特に、次の点に留意が必要である。〈以下省略〉」（傍点は筆者が付す）。

（5）「行旅病人行旅死亡人取扱法」明治三二年三月二八日法九三。
（6）吉岡隆は、共依存について以下のように述べている。「共依存とは、問題を起こすことで相手を支配しようとする人と、その人の世話をすることで相手を支配しようとする人との二者関係のことである。〈中略〉だが、実際に共依存は人間関係嗜癖として、依存症のひとつとして位置づけられている。適度な依存の域にある人間関係であれば、相互依存（interdependence）だが、人間関係に嗜癖していることで、社会生活が破綻しているのなら、それはまぎれもなく共依存症（codependence）である。」（吉岡隆『共依存―自己喪失の病―』中央法規、二〇〇三）。
　安田は、共依存状態の家庭に働きかける意味について、次のように述べている。「アルコール依存症は共依存の配偶者と鍵と鍵穴のようにぴったりと密着して、一方は酒を飲み続け、もう一方は相手の飲酒と生き方をコントロールし続けている。この関係を断ち切らない限り、酒を断つことはできない。入院などして一時的に酒を断ったとしても元の生活に戻った途端に酒を飲み始めることになる。そのために酒を飲ませている（本人は決してそうは思っていないが）。イネイブラー（enabler ＝支え手）である共依存の配偶者を回復させなければならない。」（注4に同じ）。

第8章　今日の医療制度改革と医療ソーシャルワーク機能の変容

――いわゆる「業務指針」における「受診・受療援助」――

1　はじめに

第Ⅱ部で検討したように、医療環境はめまぐるしく変化している。一九九〇年代初頭から本格的に始まった医療制度改革は、二〇〇〇年代に入り医療分野が「規制緩和」の対象領域となり医療の市場化は加速され、その結果、いわゆる「格差問題」が拡大の一途をたどり、医療難民、介護難民という造語も生まれた。

「ソーシャルワーカーの倫理綱領」(注1)や後に考察を行う「医療ソーシャルワーカー業務指針」(注2)に記されている「理念」は、非常に高いものが示されているが今日の医療環境の変化でその意義は増してきている。わが国の場合、病気と貧困の悪循環を断ち切るために、第二次世界大戦前から、医療ソーシャルワークと医療ソーシャルワーカーの萌芽がみられるが、その長い歴史と実績にもかかわらず、その制度的存在は脆弱でありあえて批判を恐れず表現すれば、まさに風前の灯と言っても過言ではない状況にある。それは、診療報酬から「医療ソーシャルワーカー」の名前が消え、病院・入院医療から在宅医療が志向されている今日、地域にはケアマネジャー等隣接領域に似たような専門職が多数存在し、その境界線も重なり合ってまさに競合する環境ができあがっている。

この背景には、一九九〇年代初頭から開始される今日の医療制度改革により、従来のいわゆる〝いつでも、どこでも、だれでも同じ医療〟という医療の平等原則から、「機能分担と連携」の医療に大きくその考え方が変わったことがあると考える。このことによって、一九九〇年代以降医療ソーシャルワーカー（以下、ＭＳＷと略す）の「立ち位置」が、所属する医療機関の機能や医業経営の「都合」に規定され、その業務の内容も設立主体（私立か公立か）や提供している医療が急性期か慢性期か、あるいは大都市、ないしはその近郊地域、地方都市、地方などの業務が多様化とともに格差も生じてきている。つまり、ＭＳＷの業務が、医療環境の変化とともに限りなく大きくなってきているのではないかと推測される。

先の「倫理綱領」に戻るまでもなく、ＭＳＷは、病気と貧困などにより社会的に排除されている人々を支えるところにその使命があり、そして、そのことを世の中に向かって主張し続けることを職務とする専門職である。

つまり、ＭＳＷは、つねに変化する医療環境に対して、支援を要する人々の立場から問題提起をしなければならない使命を有している。しかし、医療環境の変化によって、その使命が果たせないとき、その存在価値は薄れてしまう。「いったい医療ソーシャルワーカーって、何する人？」という疑問が限りなく増幅したときその「立ち位置」が風前の灯となる。

診療報酬制度から名前が消えた今日、まさに医療ソーシャルワーカーの存在が危機的状況になっていると自覚すべきである。本論では「医療ソーシャルワーカーの業務指針」を再考することを主題としているが、この「医療ソーシャルワーカー業務指針」をよりどころにして業務を行うのは、『医療ソーシャルワーカー』であるという、「誇り」の再燃を願って考察を行うものである。[注3]（傍点は筆者が付した）

本論は、「医療ソーシャルワーカー業務指針」（一九九〇年、二〇〇二年改正）のなかの中心的業務である「受診・受療援助」を、今日の医療制度改革を踏まえて分析を試みることを主題としている。

2　今日の医療制度改革の論点とＭＳＷ機能の変容

本書全体の主題である一九九〇年代から今日に至るわが国の医療制度改革は、医療経済の観点から「医療の質の向上とコストの削減」を同時に追求するために、診療報酬の支払い方式の変更、つまり出来高払いから包括払いに切り替えていくことで、急性期中心の医療供給体制に変換した。そして、急性期は病院医療・入院医療、慢性期は介護保険に移して「在宅医療」を強化する方向を打ち出し、二〇一二（平成二四）年の診療報酬・介護報酬同時改定で、その姿は鮮明になった。さらに、国は少子高齢社会の医療の財源問題を梃子にして、国民皆保険を堅持することを謳いながらも、その守備範囲は限りなく小さくならざるを得ない環境になっている。そして、介護分野が先行したように、医療分野の市場開放、つまり医療の商品化がますます加速される時代に突入している。

このような環境変化のなかで、医療現場ではもはや当たり前にように語られるようになった「平均在院日数の短縮」によって、「退院」のイメージも変わり、入院による「加療」を必要としなくなったという意味での「退院」から、「ここですることはなくなりました。あとは他に移って治療を続けてください」という医療機関の都合だけを押し付ける患者・家族の意志を無視した「退院」が当たり前となってしまった。

また、「社会的入院患者の退院促進」の「社会的入院」の定義も徐々に拡大し、ついに長期療養患者すべてを社会的入院の範疇まで広げて、療養の場は「在宅＝生活の場」という響きのよいフレーズとともに、病院外に移す政策が断行されている。この二つの動向を診療報酬に即してみると、病院医療・入院医療を急性期に特化していく政策と、国民医療費の抑制のために、入院医療費の徹底的な「節約」を意図とする制度改革が断行され、ついに、「医療と介護の連携」とは、急性期は医療保険、慢性期は介護保険という実態となり、介護分野に医療ニーズの高い「患者」が溢れるようになってきた。つまり、不採算部門を介護保険に押しつけ、医療保険の守備範囲の小さくする政策が断行されているとっても過言ではないであろう。保険診療の後退した部分、医療分野は市場化されていくことになり、小さい政府を志向する「国」の思惑とは合致する。

さて、このような医療環境の変化において、患者支援のあり様はどのように変わってしまったのであろうか。一九九〇年代から始まった医療制度改革は、「機能分担と連携」の医療に変わったことによって、患者支援の有様も専門特化した機関を「繋ぐ」業務が大きな位置を占めるようになった。

二〇〇〇年代に入り介護保険制度の施行とともに、「医療と介護の連携」により、医療保険と介護保険を「繋ぐ」業務が模索されるようになった。つまり、いくつかの法的根拠の違う専門職が「連携」して、患者支援に取組むという時代になってきた。ここで最近登場してきた新しい考え方が第9章で考察を行う「多職種連携」である。

この動向を整理すると、「機能分担と連携」の医療の時代は、医療の範疇で「線を繋ぎ合せる業務」を中心とした連携であったが、「医療と介護の連携」の時代は、地域の様々な社会資源が、患者を中心に置きその周りを取り囲むような社会資源が「円」として位置づけられ、患者のまわりをまわるいわば「衛星を繋いで患者を支援する」時代になったと言える。それが多職種連携の意味である。

その意味では、ＭＳＷが、病院という枠を超えて、地域において医療分野を代表するソーシャルワーカーとして「多職種連携」に参加することになり、皮肉にも益々「医療ソーシャルワーカー」としての存在価値が問われる時代となった。

「医療ソーシャルワーカー業務指針」は、一九九〇年初頭から始まる今日の医療制度改革に合わせて、「機能分担と連携」に対応できる医療ソーシャルワーカーの育成を目的に考案されたものである。すなわち、現環境下における「医療ソーシャルワーカーの立ち位置」を理論的・実践的に明らかにしたのが、「医療ソーシャルワーカー業務指針」と言える。

3 「医療ソーシャルワーカー業務指針」の再考

「医療ソーシャルワーカー業務指針」（以下、「業務指針」と略す）は、一九八七（昭和六二）年「社会福祉士及び介護福祉士法」が成立する直前の国会審議過程において、当時厚生省が、社会福祉士とは別に「医療福祉士」の資格をつくることを表明した。そして、一九八八年七月に「医療ソーシャルワーカー業務指針検討委員会」を発足させ、一九八九（平成元）年二月に報告書を厚生省に提出し、同年三月三〇日に厚生省健康政策局長より当時の日本医療社会事業協会会長宛てに「医療ソーシャルワーカー業務指針普及のための協力依頼について」と題する公文書を送付している。結果的には、紆余曲折を経て「医療福祉士」の国家資格化には至らなかったが、「業務指針」は、医療機関でソーシャルワークを行う者のまさに「バイブル」として、今日に至っている。その後、急激な医療環境の変化に対応できるよう二〇〇二（平成一四）年に改正版が出された。

「業務指針」やその前提となった「医療福祉士」の国家資格化、そして社会福祉士一本化に至る経緯は、すでに優れた論文が多く存在しているのでそれらに譲るとして、ここでは、「業務指針（改訂版）」の「受診・受療援助」に限定して考察を行うこととする。

一九九〇年に明らかとなった業務指針は、今日の医療制度改革開始と時期を同じくしている。当然、「機能分担と連携の医療」を意図し、専門特化した機関同士の連携をスムーズに進めるために、ＭＳＷに大きな期待がかけられていることが読み取れる。

1　「業務指針（改訂版）」の構成

「業務指針」は、まず、「1．趣旨」として、最近の医療環境の踏まえた変化の意義を以下のように説明している。

「この業務指針は、このような実情に鑑み、医療ソーシャルワーカー全体の業務の範囲、方法等について指針を定め、資質の向上を図るとともに、医療ソーシャルワーカーが社会福祉学を基にした専門性を十分発揮し業務を適正に行うことができるよう、関係者の理解に資することを目的とするものである。」

「本指針は病院を始めとし、診療所、介護老人保健施設、精神障害者社会復帰施設、保健所、精神保健福祉センター等様々な保健医療機関に配置されている医療ソーシャルワーカーについて標準的業務を定めたものであるので、実際の業務に当たっては、他の医療スタッフ等と連携し、それぞれの機関の特性や実情に応じた業務のウェート付けを行うべきことはもちろんであり、また、学生の実習への協力等の指針に盛り込まれていない業務を行うことを妨げるものではない。」（傍点は筆者が付す。）

この業務指針は、本書の主題でもある今日の医療制度改革による医療環境の変化を踏まえ、様々な保健医療問題に対峙するとき、社会福祉学を学問的基礎とした専門業務を十分に発揮できるようにその指針が定められたものである。

次に、「2．業務の範囲」として、以下の六点を挙げている。㈠療養中の心理的・社会的問題の解決、調整援助、㈡退院援助、㈢社会復帰援助、㈣受診・受療援助、㈤経済的問題の解決、㈥地域活動を挙げ、それぞれに具体的な業務内容を示している。

そして、「3．業務の方法等」として、㈠個別援助に係る業務の具体的展開、㈡患者の主体性の尊重、㈢プライバシーの保護、㈣他の保健医療スタッフ及び地域の関係機関との連携、㈤受診・受療援助と医師の指示、㈥問題の予測と計画的対応、㈦記録の作成等となっており、これもかなり具体的にそれぞれの方法の指針が示されている。最後に「4. その他」として、(一) 組織上の位置付け、(二) 患者、家族等からの理解、(三) 研修等となっている。

本章では、この「業務指針」のなかの、2. 業務の範囲――(四) 受診・受療援助、および3. 業務の方法等――(五) 受診・受療援助と医師の指示と中心にして、筆者の現場経験も踏まえて考察を行うこととする。

2 「受診・受療援助」とは

まず、受診・受療援助とは何か、「業務指針」の説明を以下に紹介する。特徴は「受診・受療援助の定義」のようなものはなく、具体的な場面を七つ選んで説明されていることである。本文は章末資料を参照していただき、以下はその要約したものを紹介する。

①患者(家族も含む)の医療サービスとの向き合い方とそのための情報提供。
②患者(家族も含む)と医師等治療スタッフとの良好な人間関係形成のための心理的・社会的支援。
③患者(家族も含む)の診断・治療に関する不安解消のための支援。
④心理的・社会的要因で症状が変化する患者の医師への情報提供と患者の社会的支援。
⑤入院・退院に係る経済的、心理的、社会的観点からのカンファレンス時の情報提供。
⑥医師、看護師等へ診断・治療に参考となる情報の提供。
⑦通所リハビリ、患者会等当事者組織の育成や支援。

次に、「受診・受療援助と医師の指示」について、重要な指摘があるので全文を引用する。

「医療ソーシャルワーカーが業務を行うに当たっては、(四)(筆者注：＊(四)の文章を左記に記した)で述べたとおり、チームの一員として、医師の医学的判断を踏まえ、また、他の保健医療スタッフとの連携を密にすることが重要であるが、なかでも二の(四)に掲げる受診・受療援助は、医療と特に密接な関連があるので、医師の指示を受けて行うことが必要である。特に、次の点に留意が必要である。

①医師からの指示により援助を行う場合はもとより、患者、家族から直接に受診・受療についての相談を受けた場合及び医療ソーシャルワーカーが自分で問題を発見した場合等も、医師に相談し、医師の指示を受けて援助を行うこと。

②受診・受療援助の過程においても、適宜医師に報告し、指示を受けること。

③医師の指示を受けるに際して、必要に応じ、経済的、心理的・社会的観点から意見を述べること。

＊三．業務の方法等――(四)他の保健医療スタッフ及び地域の関係機関との連携

「保健医療の場においては、患者に対し様々な職種の者が、病院内あるいは地域おいて、チームを組んで関わっており、また、患者の経済的、心理的・社会的問題と傷病の状況が密接に関連していることも多いので、医師の医学的判断を踏まえ、また、他の保健医療スタッフと常に連携を密にすることが重要である。」(筆者注：以下の具体的内容については章末資料を参照。)

4　「受診・受療援助」の実践的課題

1　「受診・受療援助」

①「受診・受療援助」とは、『診療の補助行為』である。

「受診・受療援助」は、医師と患者が向き合う場面を様々に想定し、医師の診断と治療がスムーズに運ぶよう側面的支援の構図が描かれている。ここでの問題は、まさにＭＳＷの立ち位置である。立ち位置とは、具体的な例で言えば、医師の背後に立って医師を支援するのか、患者の後に立って患者を支援するのか、当然ソーシャルワーク

の倫理綱領に従えば、後者の立ち位置であることは疑う余地はない。しかし、問題は、医療ソーシャルワーカーが、患者の側に立って医師をはじめ他専門職と患者の利益と人権擁護を目的に、互角に渡り合えるだけの力量が標準的に備わっているが条件となる。

②「受診・受療援助」業務は、今日の「機能分担と連携」の医療環境下では、その専門職制に対する責任が重くなっている。

平均在院日数を短縮することが日常的にノルマとなった今日の医療環境下では、医師が「ここでの治療は終了しました。退院してください」では患者は納得しない。患者を納得させて退院に繋げていくには、受診・受療援助の七項目のほかに、（二）の退院支援、（三）の社会復帰援助の諸項目をすべて熟知して、面接に臨まなくてならない。

③「受診・受療援助」業務は、院内で他専門職からどれだけ信頼されているか、院外にどれだけ多くの社会資源ネットワークを持っているか、で決まる。

「受診・受療援助」業務の七項目は、実践的に理解されていて初めて意味を持ってくる。使える知識であることが前提条件である。それは事典のようにたくさんの知識が詰め込まれているという意味ではない。つまり院内外に困ったこと、わからないことをいつでも相談できるそれぞれの専門領域に長けた人材を多数抱え、それぞれに信頼関係を構築しているかということである。日常の業務に反映させてみると、電話一本で的確なアドバイスが得られ、電話一本で連携が可能な環境になっているかである。

2　業務の方法等――（五）「受診・受療援助と医師の指示」の実践的課題

①「医師の指示」とは、「医師の言いなりになる」「医師の片棒を担ぐ」などと、当初（一九九〇年前後）は、短絡的な意見や非難が多かった。しかし、組織原則に則った組織防衛のための、医師を頂点とした責任体制の構造に

なっている。医療現場は、ミスの許されない現場であり、またつねに「訴訟」と背中合わせの現場でもある。しかしながら、医師は、弁護士のように弁護を依頼した当事者と一人で向き合う訳ではなく、医師を中心に様々な専門職が患者と向き合いながら連携して行われる。そこでは、医師が指示を出し、その結果はつねに医師に循環する。つまり、医師が責任をとれる環境をいかに作るか、これが「医師の指示」の本質であり、組織原則である。

②「医師が指示」を出し、コ・メディカルスタッフが連携して対処する。これがチーム医療の真髄でもあるが、個々には、「情報の共有」と「責任の分散（連帯責任）」という組織原則も働いている。医師の指示とは、「報・連・相（報告・連絡・相談）」を通して展開される情報循環のシステムであると理解すべきである。そしてその目標は、絶対にミスを犯さない環境をいかに作り出すかという究極の課題に迫るシステムということでもある。医療現場のミスは、直ちに患者の命と人権に関わっているからである。

5　医療ソーシャルワーカーの今後の課題――「業務指針」を生かした業務の開発――

二〇一二（平成二四）年度の診療報酬・介護報酬同時改定は、病院や施設からの「地域移行」を目的に、「医療と介護の連携」が両改定とも主要改定方針として掲げられた。そして診療報酬改定では「在宅医療」が、介護報酬改定では「自立支援」が強調されている。これを「地域包括ケアシステム」と呼んでいるが、その中核的キーマンとして「ケアマネジャー」に対する期待が急速に高まってきている。

つまり、医療ソーシャルワーカーは、長期慢性疾患者や難病、そして精神科的疾患等の合併症患者、貧困、介護者不在等社会的な課題を持つ患者と向き合いながら業務を展開していく。ただ、これまではその多くが、病院をキーステーションとして、地域を巻き込むかたちで展開されていた。しかし、今後は活躍の場が初めから地域でしかも在宅医療つまり開業医を中心とした患者支援が展開され、病院も地域連携のひとつの社会資源として位置づけられることとなった。別の言い方をすると地域連携のひとつの社会資源である病院・診療所から派遣された医療ソーシャルワーカーという性格が強調されることとなる。その意味では「医療ソーシャルワーカーは何をする人？」が鋭く問われる環境になったと言えよう。

「機能分担と連携の医療」が本格的になり、それぞれの医療機関が益々専門特化していくなかで、医療ソーシャルワーカーの所属医療機関の機能の特性や所在する地域によって、医療ソーシャルワーク業務も幅広くなり、医療ソーシャルワーカーとして共通の土俵で議論することが難しくなってきた。また、病院のなかでも病棟単位や診療科別に配置され、同一組織内ですら「医療ソーシャルワーカー」としての職域防衛も難しくなってきた。

このように、医療ソーシャルワーカーの業務が様々に分断されていく環境にあって、「医療と介護の連携」というさらに広がりをみせる環境に変わってきた。医療と介護の連携の実際については、第９章で詳しく論じているので内容は割愛するが、要するに「医療ソーシャルワークの専門性」と「医療ソーシャルワーカーの専門職制」がいよいよ危機的状況になってきているということを強調したい。その意味では「医療ソーシャルワーカーの業務指針」をまさに指針として、様々な機関にいる医療ソーシャルワーカーの原点回帰の必要性を痛感している。

【注】

（１）ソーシャルワークの定義：ソーシャルワーク専門職は、人間の福利（ウェルビーイング）の増進を目指して、社会の変革を進め、人間関係における問題解決を図り、人々のエンパワメント解放を促していく。ソーシャルワークは、人間の行動と社会システムに関する理論を応用して、人々がその環境と相互に影響し合う接点に介入する。人権と社会正義の原理は、ソーシャルワークの拠り所とする基盤である。（ＩＦＳＷ：二〇〇七．七．）

（２）章末資料「医療ソーシャルワーカー業務指針」を参照のこと。

（3）日本の医療ソーシャルワーカーの活躍については、五〇周年記念誌編集委員会編『日本の医療ソーシャルワーク史―日本医療社会事業協会の五〇年―』日本医療社会事業協会、二〇〇三。に詳しく掲載されている。

【章末資料】

健発一一二九〇〇一号
平成一四年一一月二九日

各（都道府県知事／政令市市長／特別区区長）殿

厚生労働省健康局長

医療ソーシャルワーカー業務指針普及のための協力依頼について

近年、介護保険制度の創設や病床区分の見直し等の医療制度改革が行われるなど、保健医療を取り巻く環境は大きく変化しており、疾病を有する患者等が地域や家庭において自立した生活を送ることができるよう、社会福祉の立場から患者や家族の抱える心理的・社会的な問題の解決、調整を援助し、社会復帰の促進を図る等の医療ソーシャルワーカーの役割に対する期待が大きくなっています。

これらの状況を踏まえて、平成一四年秋に、医療ソーシャルワーカー業務指針改正検討会が開催され、別添のとおり、医療ソーシャルワーカー業務指針が改正されました。

つきましては、貴下の医療ソーシャルワーカーの団体をはじめとして、保健医療関係者や保健医療機関への同指針の周知方、ご配慮願います。

医療ソーシャルワーカー業務方針

一．趣　旨

少子・高齢化の進展、疾病構造の変化、一般的な国民生活水準の向上や意識の変化に伴い、国民の医療ニーズは高度化、多様化してきている。また、科学技術の進歩により、医療技術も、ますます高度化し、専門化してきている。このような医療をめぐる環境の変化を踏まえ、健康管理や健康増進から、疾病予防、治療、リハビリテーションに至る包括的、継続的医療の必要性が指摘されるとともに、高度化し、専門化する医療の中で患者や家族の不安感を除去する等心理的問題の解決を援助するサービスが求められている。近年においては、高齢者の自立支援をその理念として介護保険制度が創設され、制度の定着・普及が進められている。また、老人訪問看護サービスの制度化、在宅医療・訪問看護を医療保険のサービスと位置づける健康保険法の改正等や医療法改正による病床区分の見直し、病院施設の機能分化も行われた。さらに、民法の改正等による成年後見制度の見直しや社会福祉法における福井サービス利用援助事業の創設に加え、平成一五年度より障害者福祉制度が、支援費制度に移行するなどの動きの下、高齢者や精神障害者、難病患者等が、疾病をもちながらもできる限り地域や家庭において自立した生活を送るために、医療・保健・福祉のそれぞれのサービスが十分な連携の下に、総合的に提供されることが重要となってきている。また、児童虐待や配偶者からの暴力が社会問題となる中で、保健医療機関がこうしたケースに関わることも決してまれではなくなってきている。

このような状況の下、病院等の保健医療の場において、社会福祉の立場から患者のかかえる経済的、心理的・社会的問題の解決、調整を援助し、社会復帰の促進を図る医療ソーシャルワーカーの果たす役割に対する期待は、ますます大きくなってきている。

しかしながら、医療ソーシャルワーカーは、近年、その業務の範囲が一定程度明確となったものの、一方で、患者や家族のニーズは多様化しており、医療ソーシャルワーカーは、このような期待に十分応えているとはいい難い。精神保健福祉士については、すでに精神保健福祉法によって資格が法制化され、同法に基づき業務が行われているが、医療ソーシャルワーカー全体の業務の内容について規定したものではない。

この業務方針は、このような実情に鑑み、医療ソーシャルワーカー全体の業務の範囲、方法等について指針を定め、資質の向上を図るとともに、医療ソーシャルワーカーが社会福祉学を基にした専門性を十分発揮し業務を適正に行うことができるよう、関係者の理解の促進に資することを目的とするものである。

本指針は病院を始めとし、診療所、介護老人保健施設、精神障害者社会復帰施設、保健所、精神保健福祉センター等様々な保健医療機関に配置されている医療ソーシャルワーカーについて標準的業務を定めたものであるので、実際の業務を行うに当たっては、他の医療スタッフ等と連携し、それぞれの機関の特性や実情に応じた業務のウェート付けを行うべきことはもちろんであり、また、学生の実習への協力指針に盛り込まれていない業務を行うことを妨げるものではない。

二　業務の範囲

医療ソーシャルワーカーは、病院等において管理者の監督の下に次のような業務を行う。

（一）　療養中の心理的・社会的問題の解決、調整援助

入院、入院外を問わず、生活と傷病の状況から生ずる心理的・社会的問題の予防や早期の対応を行うため、社会福祉の専門的知識及び技術に基づき、これらの諸問題を予測し、患者やその家族からの相談に応じ、次のような解決、調整に必要な援助を行う。

①受診や入院、在宅医療に伴う不安等の問題の解決を援助し、心理的に支援すること。

②患者が安心して療養できるよう、多様な社会資源の活用を念頭に置いて、療養中の家事、育児、教育、就労等の問題の解決を援助すること。

③高齢者等の在宅療養環境を整備するため、在宅ケア諸サービス、介護保険給付等についての情報を整備し、関係機関、関係職種との連携の下に患者の生活と傷病の状況に応じたサービスの活用を援助すること。

④傷病や療養に伴って生じる家族関係の葛藤や家族内の暴力に対応し、その緩和を図るなど家族関係の調整を援助すること。

⑤患者同士や職員との人間関係の調整を援助すること。

⑥学校、職場、近隣等地域での人間関係の調整を援助すること。
⑦がん、エイズ、難病等傷病の受容が困難な場合に、その問題の解決を援助すること。
⑧患者の死による家族の精神的苦痛の軽減・克服、生活の再検討を援助すること。
⑨療養中の患者や家族の心理的・社会的問題の解決援助のために患者会、家族会等を育成、支援すること。

（二）　退院援助

生活と傷病や障害の状況から退院・退所に伴い生じる心理的・社会問題の予防や早朝の対応を行うため、社会福祉の専門的知識及び技術に基づき、これらの諸問題を予測し、退院・退所後の選択肢を説明し、相談に応じ、次のような解決、調整に必要な援助を行う。

①地域における在宅ケア諸サービス等についての情報を整備し、関係機関、関係職種との連携の下に、退院・退所する患者の生活及び療養の場の確保について話し合いを行うとともに、傷病や障害の状況に応じたサービスの利用の方向性を検討し、これに基づいた援助を行うこと。
②介護保険制度の利用が予想される場合、制度の説明を行い、その利用の支援を行うこと。また、この場合、介護支援専門員等と連携を図り、患者、家族の了解を得た上で入院中に訪問調査を依頼するなど、退院準備について関係者に相談・協議すること。
③退院・退所後においても引き続き必要な医療を受け、地域の中で生活することができるよう、患者の多様なニーズを把握し、転院のための医療機関、退院・退所後の介護保険施設、社会福祉施設等利用可能な地域の社会資源の選定を援助すること。なお、その際には、患者の傷病・障害の状況に十分留意すること。
④転院、在宅医療等に伴う患者、家族の不安等の問題の解決を援助すること。
⑤住居の確保、傷病や障害に適した改修等住居問題の解決を援助すること。

（三）　社会復帰援助

退院・退所後において、社会復帰が円滑に進むように、社会福祉の専門的知識及び技術に基づき、次のような援助を行う。

①患者の職場や学校と調整を行い、復職、復学を援助すること。

②関係機関、関係職種との連携や訪問活動等により、社会復帰が円滑に進むように転院、退院・退所後の心理的・社会的問題の解決を援助すること。

(四)　受診・受療援助

入院、入院外を問わず、患者やその家族等に対する次のような受診、受療の援助を行う。

①生活と傷病の状況に適切に対応した医療の受け方、病院・診療所の機能等の情報提供等を行うこと。

②診断、治療を拒否するなど医師等の医療上の指導を受け入れない場合に、その理由となっている心理的・社会的問題について情報を収集し、問題の解決を援助すること。

③診断、治療内容に関する不安がある場合に、患者、家族の心理的・社会的状況を踏まえて、その理解を援助すること。

④心理的・社会的原因で症状の出る患者について情報を収集し、医師等へ提供するとともに、人間関係の調整、社会資源の活用等による問題の解決を援助すること。

⑤入退院、入退所の判定に関する委員会が設けられている場合には、これに参加し、経済的、心理的・社会的観点から必要な情報の提供を行うこと。

⑥その他診療に参考となる情報を収集し、医師、看護師等へ提供すること。

⑦通所リハビリテーション等の支援、集団療法のためのアルコール依存症者の会等の育成、支援を行うこと。

(五)　経済的問題の解決、調整援助

入院、入院外を問わず、患者が医療費、生活費に困っている場合に、社会福祉、社会保険等の機関と連携を図りながら、福祉、保険等関係諸制度を活用できるように援助する。

(六)　地域活動

患者のニーズに合致したサービスが地域において提供されるよう、関係機関、関係職種等と連携し、地域の保険医療福祉システムづくりに次のような参画を行う。

①他の保健医療機関、保健所、市町村等と連携して地域の患者会、家族会等を育成、支援すること。

②他の保健医療機関、福祉関係機関等と連携し、保健・医療・福祉に係る地域のボランティアを育成・支援すること。

③地域ケア会議等を通じて保健医療の場から患者の在宅ケアを支援し、地域ケアシステムづくりへ参画するなど、地域におけるネットワークづくりに貢献すること。

④関係機関、関係職種等と連携し、高齢者、精神障害者等の在宅ケアや社会復帰について地域の理解を求め、普及を進めること。

三．業務の方法等

保健医療の場において患者やその家族を対象としてソーシャルワークを行う場合に採るべき方法・留意点は次のとおりである。

（一）　個別援助に係る業務の具体的展開

患者、家族への直接的な個別援助では、面接を重視するとともに、患者、家族との信頼関係を基盤としつつ、医療ソーシャルワーカーの認識やそれに基づく援助が患者、家族の意思を適切に反映するものであるかについて、継続的なアセスメントが必要である。

具体的展開としては、まず、患者、家族や他の保健医療スタッフ等から相談依頼を受理した後の初期の面接では、患者、家族の感情を率直に受け止め、信頼関係を形成するとともに、主訴等を聴取して問題を把握し、課題を整理・検討する。次に患者及び家族から得た情報に、他の保健医療スタッフ等からの情報を加え、整理、分析して課題を明らかにする。援助の方向性や内容を検討した上で、援助の目標を設定し、課題の優先順位に応じて、援助の実施方法の選定や計画の作成を行う。援助の実施に際しては、面接やグループワークを通じた心理面での支援、社会資源に関する情報提供と活用の調整等の方法が用いられるが、その有効性について、絶えず確認を行い、有効な場合には、患者、家族と合意の上で終結の段階に入る。また、モニタリングの結果によっては、問題解決により適した援助の方法へ変更する。

（二）　患者の主体性の尊重

保健医療の場においては、患者が自らの健康を自らが守ろうとする主体性をもって予防や治療及び社会復帰に取り組むことが重要である。したがって、次の点に留意することが必要である。

①業務に当たっては、傷病に加えて経済的、心理的・社会的問題を抱えた患者が、適切に判断ができるよう、患者の積極的な関わりの下、患者自身の状況把握や問題整理を援助し、解決方策の選択肢の提示等を行うこと。
②問題解決のための代行等は、必要な場合に限るものとし、患者の自律性、主体性を尊重するようにすること。

(三)　プライバシーの保護

一般に、保健医療の場においては、患者の傷病に関する個人情報に係るので、プライバシーの保護は当然であり、医療ソーシャルワーカーは、社会的に求められる守秘義務を遵守し、高い倫理性を保持する必要がある。また、傷病に関する情報に加えて、経済的、心理的・社会的な個人情報にも係ること、また、援助のために患者以外の第三者との連絡調整等を行うことから、次の点に特に留意することが必要である。

①個人情報の収集は援助に必要な範囲に限ること。
②面接や電話は、独立した相談室で行う等第三者に内容が聞こえないようにすること。
③記録等は、個人情報を第三者が了解なく入手できないように保管すること。
④第三者との連絡調整を行うために本人の状況を説明する場合も含め、本人の了解なしに個人情報を漏らさないこと。
⑤第三者からの情報の収集自体がその第三者に患者の個人情報を把握させてしまうこともあるので十分留意すること。
⑥患者からの求めがあった場合には、できる限り患者についての情報を説明すること。ただし、医療に関する情報については、説明の可否も含め、医師の指示を受けること。

(四)　他の保健医療スタッフ及び地域の関係機関との連携

保健医療の場においては、患者に対し様々な職種の者が、病院内あるいは地域において、チームを組んで関わっており、また、患者の経済的、心理的・社会的問題と傷病の状況が密接に関連していることも多いので、医師の医学的判断を踏まえ、また、他の保健医療スタッフと常に連携を密にすることが重要である。したがって、次の点に留意が必要である。

①他の保健医療スタッフからの依頼や情報により、医療ソーシャルワーカーが係るべきケースについて把握すること。
②対象患者について、他の保健医療スタッフから必要な情報提供を受けると同時に、診療や看護、保健指導等に参考となる経済的、心理的・社会的側面の情報を提供する党相互に情報や意見の交換をすること。

③ケース・カンファレンスや入退院・入退所の判定に関する委員会が設けられている場合にはこれへの参加等により、他の保健医療スタッフと共同で検討するとともに、保健医療状況についての一般的な理解を深めること。
④必要に応じ、他の保健医療スタッフと共同で業務を行うこと。
⑤医療ソーシャルワーカーは、地域の社会資源との接点として、広範で多様なネットワークを構築し、地域の関係機関、関係職種、患者の家族、友人、患者会、家族会等と十分な連携・協力を図ること。
⑥地域の関係機関の提供しているサービスを十分把握し、患者に対し、医療、保健、福祉、教育、就労等のサービスが総合的に提供されるよう、また、必要に応じて新たな社会資源の開発が図られるよう、十分連携をとること。
⑦ニーズに基づいたケア計画に沿って、様々なサービスを一体的・総合的に提供する支援方法として、近年、ケアマネジメントの手法が広く普及しているが、高齢者や精神障害者、難病患者等が、できる限り地域や家庭において自立した生活を送ることができるよう、地域においてケアマネジメントに携わる関係機関、関係職種等と十分に連携・協力を図りながら、業務を行うこと。

（五）　受診・受療援助と医師の指示

医療ソーシャルワーカーが業務を行うに当たっては、（四）で述べたとおり、チームの一員として、医師の医学的判断を踏まえ、また、他の保健医療スタッフとの連携を密にすることが重要であるが、なかでも二の（四）に掲げる受診・受療援助は、医療と特に密接な関係があるので、医師の指示を受けて行うことが必要である。特に、次の点に留意が必要である。
①医師からの指示により援助を行う場合はもとより、患者、家族から直接に受診・受療についての相談を受けた場合及び医療ソーシャルワーカーが自分で問題を発見した場合等も、医師に相談し、医師の指示を受けて援助を行うこと。
②受診・受療援助の過程においても、適宜医師に報告し、指示を受けること。
③医師の指示を受けるに際して、必要に応じ、経済的、心理的・社会的観点から意見を述べること。

（六）　問題の予測と計画的対応

①実際に問題が生じ、相談を受けてから業務を開始するのではなく、社会福祉の専門的知識及び技術を駆使して生活と傷病の状況から生ずる問題を予測し、予防的、計画的な対応を行うこと。

②特に退院援助、社会復帰援助には時間を要するものが多いので入院、受療開始のできるかぎり早い時期から問題を予測し、患者の総合的なニーズを把握し、病院内あるいは地域の関係機関、関係職種等との連携の下に、具体的な目標を設定するなど、計画的、継続的な対応を行うこと。

(七)　記録の作成等

①問題点を明確にし、専門的援助を行うために患者ごとに記録を作成すること。

②記録をもとに医師等への報告、連絡を行うとともに、必要に応じ、在宅ケア、社会復帰の支援等のため、地域の関係機関、関係職種等への情報提供を行うこと。その場合、(三)で述べたとおり、プライバシーの保護に十分留意する必要がある。

③記録をもとに、業務分析、業務評価を行うこと。

四．その他

医療ソーシャルワーカーがその業務を適切に果たすために次のような環境整備が望まれる。

(一)　組織上の位置付け

保健医療機関の規模等にもよるが、できれば組織内に医療ソーシャルワーカーの部門を設けることが望ましい。医療ソーシャルワークの部門を設けられない場合には、診療部、地域医療部、保健指導部等他の保健医療スタッフと連携を採りやすい部門に位置付けることが望ましい。事務部門に位置付ける場合にも、診療部門等の諸会議のメンバーにする等日常的に他の保健医療スタッフと連携を採れるような位置付けを行うこと。

(二)　患者、家族等からの理解

病院案内パンフレット、院内掲示等により医療ソーシャルワーカーの存在、業務、利用のしかた等について患者、家族等からの理解を得るように努め、患者、家族が必要に応じ安心して適切にサービスを利用できるようにすること。また、地域社会からも、医療ソーシャルワーカーの存在、業務内容について理解を得るよう努力すること。医療ソーシャルワーカーが十分に活用されるためには、相談することのできる時間帯や場所等について患者の利便性を考慮する、関連機関との密接な連絡体制を整備する等の対応が必要である。

（二）　研修等

医療・保健・福祉をめぐる諸制度の変化、諸科学の進歩に対応した業務の適正な遂行、多様化する患者のニーズに的確に対応する観点から、社会福祉等に関する専門的知識及び技術の向上を図ること等を目的とする研修及び調査、研究を行うこと。なお、三（三）プライバシーの保護に係る留意事項や一定の医学的知識の習得についても配慮する必要があること。

また、経験年数や職責に応じた体系的な研修を行うことにより、効率的に資質の向上を図るよう努めることが必要である。

第9章　激変する医療環境と新たな医療福祉問題
——入院医療から在宅医療へ、求められる「多職種連携」——

1　はじめに

激変する医療環境と新たな医療福祉問題については、本書の一貫した主題である。第9章では、病院医療・入院医療が急性期に特化し、長期療養患者や慢性期疾患患者の療養の場が、病院から在宅にシフトしていく政策誘導（平成二〇年、二二年の診療報酬改定、二四年の診療報酬と介護報酬当時改定）に焦点を合わせ、患者支援に求められる新たな専門性を「多職種連携」というキーワードに注目しながら患者支援の現状を考察する。

この医療環境の変化は、〝いつでも、どこでも、だれでも〟同じ医療が提供されると思っていたことが、一九九〇年代の初頭から「機能分担と連携」の医療に変わり、さらに二〇〇〇年代に入って「医療と介護の連携」の医療に変わり、「当たり前」と思っていたことがそうではなくなっていく状況のなかで、いかにしたら〝その人にとって必要な医療が、どのようにしたら提供できるか〟という、いままで病院任せ、医者任せにしてあまり深く考えてこなかったことが国民的な課題となってきた。

例えば、病院の玄関で担当医師と看護師に「退院おめでとう。」と花束を渡され、「お世話になりました。」と礼をいうシーンは、つい最近のことのように思えるがすでに過去のこととなってしまった。現在では例えば急性期病院の退院のシーンは以下のような場面が一般的になってきた。医師から「ここでやることは終わりましたから退院してください。」、「手術は成功し状態も落ち着いているので退院してください。」と言われ、その患者を見ると身体のあちこちにチューブが付いたままの状態である。この医師や看護師の一言で、家族はうろたえ病状の軽快もさることながら、これからのことに新たな悩みを抱えてしまう。これが、今日の急性期病院の「退院」の姿である。

家族が、病院の医療相談室にやってきて「これからどうすればいいんですか、あんな状態で退院なんて、病院も冷たくなりましたね……。このあと、どこか引き受けてくれるところありますか……。」。こんな落胆した家族の声を恐らく全国の急性期病院に勤務する医療ソーシャルワーカーは、何度となく聞かされていることであろう。

医療ソーシャルワーカーが向き合う人たちは、難病等の治療法の見つからない疾病群や、貧困等の社会的に困難な状況があるために受診・受療に支障がある患者などを対象として支援してきた。そして、「社会的入院」とひとくくりに呼ばれている長期療養患者をいかにしたら、速やかに退院・社会復帰にもっていけるかが、日常的なノルマとして医療ソーシャルワーカーの眼前に立ちはだかっている。

平成一八年に診療報酬・介護報酬の同時改定があり、それから二四年までの四回の診療報酬改定の基本方針は、後期高齢者医療制度をきっかけにして、長期療養患者の療養の場は「病院」ではなく「在宅＝生活の場」と変化し、病院医療や入院医療が中心であった医療ソーシャルワーカーの活躍の場も、「病院」から「地域」に移りつつある。地域には、保健師、ケアマネージャー、看護師、介護福祉士、精神保健福祉士、社会福祉士等々似たような専門職が「競合」しながら在宅支援に関わりを持っているのが現状である。しかし、現状においては、それらの専門職が明確に「役割分担」され、有機的に「連携」しているとは言い難い。本章では、医療の現場が病院医療から在宅医療にシフトされてきている今日の状況を踏まえ、「多職種連携」の課題について考えてみたい。以下、引用文の傍点はすべて筆者が付している。

2　問題提起――ある事例から――

この事例は、ある地域包括支援センターの事例検討会で提出されたものである。この事例は、個人情報保護の観点から内容を加工して紹介していることをあらかじめ断っておきたい。事例の概要については、章末資料1を参照されたい。

この事例提出者は、いわゆる「一人ケアマネ」と呼ばれている「在宅支援事業所」のケアマネジャーで、経営上からも困難な事例を多く抱えざるを得ず、いわゆる「バーンアウト（燃え尽き症候群）」が心配される状況にある。

1　この事例からわかったこと

①資料からもわかるように提出事例の概要――「支援困難になった主な要因」の九カ所にチェックが入り、それぞれの問題点や課題が未解決のまま、事例提出者に引き継がれていること。

②「階段からの転落」と「幻覚・幻聴」の医学的な因果関係が明らかにされていないことなど医学的所見に基づいたアセスメントが希薄であること。

③介護保険サービスの契約の一方の当事者を確定することが非常に難しい例であること。つまり、主たる介護者である妻も日常的に夫からＤＶを受けており救済されるべき対象である。その意味では、夫も妻もそれぞれが何らかの介護サービス以外の専門的支援の必要性を感じさせる例である。

2　この事例からみえてくるもの

地域包括支援センターに対する期待は、すでに論じてきたように医療の現場が「在宅」に大きく変わろうとしている今日、その最前線に位置する三職種（保健師、主任ケアマネジャー、社会福祉士）に対する期待は、今後大きく高まることが予想される。とくに、総合相談の受け皿である社会福祉士は、虐待等困難事例に遭遇する機会は日増しに高まってくると思われる。

紹介した事例は、現場では一般的に「困難事例」とか「問題事例」と呼ばれているが、年を重ねるうちに認知症が現れ不可解な行動や言動を伴う場合に、それを人の一生の終末期に現れる〝自然な姿〟と捉えるか、〝異常な姿〟と捉えるかは、捉える側の価値観の問題であろう。しかし、ソーシャルワークの価値や理念に従えば、「アドボカシー」という概念を使い「自立支援」を目的とすることから、〝自然な姿〟という立場に立って援助を行うことが基本である。

現場では、困難事例を抱え込むということが話題となる背景には、困難事例に関わりたくない、抱え込みたくないとするのが現場の本音であろう。しかし、大切なことはソーシャルワークの基本に立ち返れば、その時々で関係する人々の知恵を出し合って最善を尽くすという姿勢であり、「うまくいった」、「失敗した」等の正誤の区別は存在しないものと考える。

筆者は、本論の主題である「多職種連携」とは、まさに上記したように、当事者・家族を中心に、関わる専門家たちの知恵を出し合って最善を尽くせる環境になっているかどうかという点を問題としている。筆者が、病院でMSWとして従事していたときに、医師を頂点に院内連携が確立しており、そこでは『情報の共有化』と『責任の分散』が図られ、患者に対して、病院全体で責任を負う「連帯責任体制」が確立されていた。このシステムが確立していたことで、第7章で考察したようなアルコール依存症という難しい事案に対しても向き合うことができた。

これらのことを踏まえて、本章においては、平成二〇年、二二年、二四年の診療報酬改定に注目して、必然化されてくる「多職種連携」の課題について考えてみたい。

3　平成二〇年度診療報酬改定――「後期高齢者医療制度の基本的な考え方」を題材にして――

1　後期高齢者医療制度の基本的な考え方

後期高齢者医療制度の基本的な考え方については、二〇〇七（平成一九）年一〇月一〇日に社会保障審議会後期高齢者医療の在り方に関する特別部会報告書「後期高齢者医療の診療報酬体系の骨子」を参考にして、それを明らかにしたい。

①「後期高齢者にふさわしい医療」を提供するための視点として、以下の3点が提起されているので、要約してそのポイントを紹介する。

ア、心身の特性として、治療の長期化、合併症の発症、認知症の顕在化等を上げ、いわゆる一般医療における「治癒」「完治」というゴール設定ではなく、いわゆる「疾病管理」の要素が高くなることを指摘している。

イ、後期高齢者に対する医療の視点としては、生活の場における療養、延命治療と生命の尊厳、そして生活の場で死を迎える家族の看取りを強調している。

ウ、疾病の連続性として、後期高齢者であっても疾病はそれ以前から連続しており、治療も継続されていたという視点に立ち、漫然と治療を続けていくことに対する問題提起を行っている。

②「後期高齢者医療の診療報酬に反映すべき事項」として以下の二点が提起されている。

ア、保険診療の確保――国民皆保険の堅持

イ、診療報酬の適正化――在宅医療の推進、入院療養環境の向上、長期入院の是正、漫然・画一的な診療を行わない、複数医療機関での受診・検査・投薬等の是正などを挙げている。

ウ、「後期高齢者にふさわしい医療」として、終末期に希望する診療内容等について医療関係者等で共有し、終末期の病状や緊急時の対応について、あらかじめ家族等に情報の提供を行うことが重要としている。さらに、疼痛緩和ケアとして、計画的な医学管理を継続して行い、療養上の指導を行うことを評価するとしている。

2　「後期高齢者にふさわしい医療」について

「後期高齢者にふさわしい医療」が、外来医療、入院医療、在宅医療、終末期医療の順で具体的に提起されているので、そのポイントをみてみることにする。

①外来医療について

ア、後期高齢者を総合的に診る取組として、医師に対し病歴管理、病診連携、ＱＯＬを重視した患者の総合評価。

イ、服薬管理として、服薬数、相互作用、重複投薬など。

ウ、関係者、患者・家族との情報の共有と連携として介護・福祉サービスとの情報の共有、主治医等やケアマネジャーをコーディネーターとする情報の管理と共有、必要なカンファレンスの実施。

②入院医療について

ア、退院後の生活を見越した計画的な入院計画として、慢性期・急性期にかかわらず、入院医療において退院後を想定した患者の総合的な評価および診療計画の策定を行う。

イ、入院中の評価とその結果の共有として、入院中の退院後の在宅生活を支える医療関係者や介護・福祉関係者とのカンファレンスを評価する。

ウ、退院前後の支援として、関係職種と連携して退院調整や退院前指導に取組ことを評価する。

③在宅医療について

ア、情報の共有と連携として、主治医を中心にした情報の共有と連携を評価する。

イ、病院等による後方支援として、円滑に入院できるようその医療機関との連携の強化を評価する。

ウ、在宅歯科診療として、地域の医療機関と歯科医療機関との連携を評価する。

エ、在宅療養における服薬支援として、「飲み忘れ」等による状態悪化の回避としての服薬支援を評価する。

オ、訪問看護として、二四時間体制の充実、患者の状態に応じた訪問を評価する。

カ、居宅系施設における医療として、施設のなかで提供される医療、外部からの医療提供を評価する。

④終末期医療について

ア、終末期に希望する診療内容等について、医療関係者等で共有し、終末期の病状や緊急時の対応等について、あらかじめ家族等に情報の提供を行うことが重要。

イ、疼痛緩和ケアについて、計画的な医学管理を継続して行い、療養上の指導を行うことを評価する。

4　「二〇〇八（平成二〇）年度診療報酬改定──V．後期高齢者の診療報酬──」

二〇〇八（平成二〇）年度診療報酬改定の第五に「後期高齢者の診療報酬について」と題し、後期高齢者医療制度の「医療の給付」が明らかとなった。そこで、先に紹介した後期高齢者医療制度の基本的な考え方がどのように診療報酬に反映されているか、そのいくつか抜粋して検討を加えてみることにする。

1　入院医療について

入院医療については、まず「在宅や外来と継続した入院医療等の評価」として、以下のような基本的考え方が示されている。

「在宅医療が広がりを見せる中で、在宅療養を行っている患者の病状の急変等に伴い緊急時に病院等に入院できる体制の確保がより一層求められることや、後期高齢者の生活を重視するという視点から、地域の主治医との適切な連携の下、患者の病状の急変等に地域の主治医からの求めに応じて、入院させた場合に評価する。」

この考え方には、一九九〇年代の医療制度改革から言い古された言葉である「かかりつけ医」を「地域の主治医」と表記して在宅医療のキーマン的な位置づけになっている点である。つまり、「地域の主治医」に主導権があり、その「地域の主治医の求めに応じて」入院という判断が下されるというシステムを示している点にある。

次の「算定要件二」を見ると、「後期高齢者診療料で作成する診療計画に緊急時の入院先としてあらかじめ定められた病院及び有床診療所に限る。」つまり、地域の主治医は、地域医療支援病院のような医療機関にあらかじめ登録医としての届け出で行い、普段から病診連携を行っている医療機関が想定されている。

2　「在宅医療①」について

在宅医療①については、まず「在宅医療におけるカンファレンス等の情報共有に関する評価」として、以下のような基本的な考え方が示されている。

「医師等が、在宅での療養を行っている患者の利用する医療サービス、福祉サービス等の情報を共有し、連携のもと療養上必要な指導を行うことは重要であることから、新たに評価することとする。また、患者の病状の急変や診療方針の変更等に伴い、他の医療従事者と共同でカンファレンスを行い、関係職種間の情報の共有や患者に対する必要な指導等を行うことについても評価する。」

これには、二つのキーワードがある。ひとつは「連携」であり、今ひとつは「他の医療従事者」である。つまり、具体的に医師が中心となって、誰とどのように連携して情報の共有を図るのかということが課題となるであろう。後期高齢者医療制度の場合は、それが病院内で展開される院内連携ではなく、在宅を含む生活の場で、医師を中心としたネットワークが想定されているところにポイントがある。在宅医療②と③の「訪問看護」は考察を省略する。

3　在宅医療④について

在宅医療の四つ目の課題として、「居宅系施設入所者等に対する医療サービスの評価体系の新設」がある。その考え方は下記のとおりである。

「様々な居住系施設における患者の居住の状況や疾病の管理等の医療サービスの提供体制等を踏まえて、これらの施設の後期高齢者を含めた入居者等に対して提供される医療サービスについて、適切な評価を行う。」

この項目は、注目すべき点がある。在宅医療における「在宅」の範囲を生活施設まで拡大していることである。二〇〇六（平成一八）年医療制度改革において、療養病床の削減計画が明らかとなった際に、長期療養病院・病棟の介護老人保健施設や有料老人ホームへの転換を政策的に誘導した。つまり、ここで明らかとなったことは、療養は病院への入院ではなく「生活の場」でという方向を、後期高齢者医療制度が示したことを意味している。そして、入院中の患者の移動は行わず、ただ病院の看板の書き換えをすることによって、病院から生活の場へ転換できるような単純な印象を与えていた。

5 「二〇〇八（平成二〇）年度診療報酬改定——疑義解釈資料」と社会福祉士の位置

毎時の診療報酬改定には、四月施行後に「疑義解釈資料」が何回かに分けて厚生労働省から発表される。これは一般的に「Q＆A」と呼ばれているものであるが、三月二八日付には、「入院基本料加算」において以下のような質問に対する回答があった。

「(問) 後期高齢者退院調整加算の算定要件に退院支援計画を関係職種と『連携』して作成するとあるが、どういう意味か。計画自体は専従の看護師、社会福祉士が作らないといけないのか。」

「(答) 退院調整部門の看護師、社会福祉士が直接退院支援計画を作成しなくても差し支えないが計画作成者と連携し内容を把握すること。なお、必要な場合はカンファレンス等を行い共同で計画を作成すること。」

また、別の問いでは専従者の勤務時間について、回答は「週三〇時間以上」という条件を付している。

この疑義照会で明らかになった重要なポイントは、かならず「看護師」と「社会福祉士」が併記されている点にあることである。後期高齢者医療制度は、文字通り一〇〇％医療保険制度である。したがって、在宅や居住施設等生活の場における医療は、医療法上当然のことながら医師を中心とした医療が展開される。このような現状を踏まえると看護師と社会福祉士が併記されていても、実際は看護師と社会福祉士では医療知識に歴然とした格差があり、看護師に主導権は奪われてしまうことは否めない。

さらに、もうひとつ問題がある。全国の医療現場には長く医療ソーシャルワーカーとしてベテランとして勤務するも社会福祉士の資格を持たない者も多い。先の見解であるとこのような現場従事者が職を追われることになる。このような現状を鑑み、七月一〇日付の「疑義解釈資料」では、以下のような見解が示された。

「(問) 退院調整加算及び後期高齢者退院調整加算の施設基準である『専従の看護師又は社会福祉士』として、いわゆるMSWは認められないのか。」

「(答) 退院調整に関する五年間以上の経験を有するものについては、当分の間、当該加算の要件である『看護師又は社会福祉士』として認めて差し支えない。」

とりあえず、表向きはMSWの表現を使っていないものの、暗にMSWの機能と役割を認めた表現になっており、失職するMSWの問題に歯止めがかかったものと理解したい。

しかし、医療ソーシャルワーカーや今後期待される社会福祉士には、今日の劣悪な医療環境と歯止めのかからない格差社会にあって未曾有の困難な問題が持ち込まれ、皮肉にも活躍する場が多くなっている。その業務は拡大する一方であり多忙さを極めてきている。

6　二〇一〇(平成二二)年度診療報酬改定とチーム医療
——医師の「包括的指示」を活用した地域医療の展開——

二〇一〇(平成二二)年度診療報酬改定の概要については、先の社会保障審議会の「基本方針」として、①重点課題として、救急、産科、小児、外科等の医療の再建、病院勤務医の負担軽減、②がん、認知症、感染症、肝炎対策の四つの課題を掲げ、③さらに物議を醸した「後期高齢者」という年齢に着目した診療報酬体系の廃止の三点を掲げていたものの、長期療養患者に対する「在宅医療」への志向は、益々具体的になってきている。

とくに、注目すべき事項としては、病院勤務医の負担軽減策として「多職種からなるチームによる取組の評価

（チーム医療）」である。そこで、二〇一〇年三月一九日厚生労働省チーム医療の推進に関する検討会報告書「チーム医療の推進について」（以下、「検討会報告書」と略す）と二〇一〇年四月三〇日付の都道府県知事宛てに出された厚生労働省医政局長通知「医療スタッフの協働・連携によるチーム医療の推進について」（以下、「医政局長通知」と略す）を参考にしながら、その考え方について見てみることにする。

まず、検討会報告書には、基本的な考え方が七点ほど示され、その中のチーム医療に対する考え方を表した文章を紹介する。

「一．チーム医療とは、『医療に従事する多種多様な医療スタッフが、各々の高い専門性前提に、目的と情報を共有し、業務を分担しつつも互いに連携・補完し合い、患者の状況に的確に対応した医療を提供すること』と一般的に理解されている。
二．質が高く、安心、安全な医療を求める患者・家族の声が高まる一方で、医療の高度化・複雑化に伴う業務の増大により医療現場の疲弊が指定されるなど、医療の在り方が根本的に問われる今日、『チーム医療』は、わが国の医療の在り方を変え得るキーワードとして注目を集めている。」

さらに、「医政局長通知」では、かなり踏み込んだ表現になっている。

「各医療スタッフの専門性を十分に活用して、患者・家族とともに質の高い医療を実現するためには、各医療スタッフがチームとして目的と情報を共有した上で、医師等による包括的指示を活用し、各医療スタッフの専門性に積極的に委ねるとともに、医療スタッフ間の連携・補完を一層進めることが重要である。」

検討会報告書では、抽象的でわかりにくい表現になっているが、「医政局通知」では二〇一〇年度の診療報酬改定の基本方針である病院勤務医の負担軽減を具体化する方策として「医師等による包括的指示」という考え方を示している。

論じるまでもないことであるが、いわゆる「医師の指示」行為は、医師の業務独占性を具体的に表現したものであり、またこの医師の指示行為を受けるかたちで「保健師助産師看護師法（通称：保助看法）」の業務独占性も規定されている。

しかしながら、医師の包括的指示行為がチーム医療推進にあたって拡大解釈されるということは、看護師等による医行為が、医師の直接管理下でなくてもできるということを意味している。すなわち、本論でもすでに検討したように、急性期医療は、病院医療・入院医療で、慢性期医療は、在宅（生活の場）医療という分化が制度上推進されてきていることから、「安定しているが医療ニーズの高い」患者が、病院から地域に拡散していく傾向が益々促進される傾向に対処したものであることは容易に想像のつくところである。しかし、医師による包括的指示を受けた看護師等による医療（看護師による医行為）が、地域で展開されるということは、これまでになかった新しい展開であると言える。

「検討会報告書」を受け、二〇一〇年五月一二日に「第一回チーム医療推進会議」が開催され、厚生労働省から以下のような具体的な方針が示されている。まず、看護師の役割の拡大として、①包括的指示の積極的な活用、②看護師の実施可能な行為の拡大・明確化、③行為拡大のための新たな枠組みの構築、の三点を挙げ、その対応として、①調査の実施、②看護師養成期間の充実、③「特定看護師」等新たな高度技能看護師の養成を示唆している。これを受け、二〇一〇年一〇月四日には「第一回チーム医療推進方策検討ワーキングチーム」を立ち上げ、活動を開始し詳細な検討が現在も進められている。

7　二〇一二（平成二四）年度診療報酬・介護報酬同時改定と医療福祉実践の課題

1　平成二四年度診療報酬改定のポイント

平成二四年度診療報酬改定の「重点課題」は、以下の三点である。第一に「急性期医療の適切な提供に向けた病院勤務医等の負担の大きな医療従事者の負担軽減」として、さらに四つの具体的な課題を明らかにしている。（一）救急周産期医療の推進、（二）病院医療従事者の勤務体制の改善等の取組み、（三）救急外来や外来診療の機能分化の推進、（四）病棟薬剤師や歯科等を含むチーム医療の促進、第二に「医療と介護の役割分担の明確化」第三に「地域における連携体制の強化の推進及び地域生活を支える在宅医療等の充実」を挙げ、第二・三合わせて以下六つの具体的項目を挙げている。（一）在宅医療を担う医療機関の役割分担や連携の促進、（二）看取りに至るまでの医療の充実、（三）早期の在宅医療への円滑な移行や地域生活への復帰に向けた取組の促進、（四）在宅歯科、在宅薬剤管理の充実、（五）訪問看護の充実、（六）医療介護の円滑な連携としている。そして、上記の三つの重点課題を、次に紹介する「四つの視点」で充実を図るとしている。

①「充実が求められる分野を適切に評価していく視点」として、がん医療の推進、生活習慣病対策の推進、精神疾患に対する医療の充実、認知症対策の推進、感染症隊悪の推進、リハビリテーションの充実、医療技術の適切な評価、の七項目を挙げている。

②「患者からみてわかりやすく納得でき、安心安全で、生活の質にも配慮した医療の充実を実現できる視点」として、医療安全対策等の推進、患者に対する相談支援対策の充実等、診療報酬点数表における簡素化、の三項目を挙げている。

③「医療機能の分化と連携等を通じて、質が高く効率的な医療を実現する視点」として、病院機能に合わせた効率的な入院医療等、慢性期入院医療の適切な評価、医療を提供しているが医療資源の少ない地域に配慮した評価、診療所の機能に着目した評価、の四項目を挙げている。

④「効率化余地があると思われる領域を適正化する視点」として、後発医薬品の使用促進、相対的に治療効果が低くなった技術等の適正な評価、の二項目を挙げている。

以上、平成二四年度の診療報酬改定の特徴は、医療従事者の負担軽減、具体的には医師・看護師の負担軽減を図るために、医療と介護が連携して長期療養患者の受け皿を整え、在宅医療を充実して、病院医療・入院医療から在宅医療へシフトする必要がある。そのために四の視点で充実を図るが、そのキーワードは「多職種連携」である。これが今回改定の特徴であろう。このことは以下の介護報酬改定のポイントをみれば一層はっきりする。

2　平成二四年度介護報酬改定のポイント

平成二四年度介護報酬改定のポイントは、まず第一に、「在宅サービスの充実と施設の重点化」として、具体的には「日中・夜間を通じた定期巡回・臨時対応サービスの創設」、「複合型サービス（小規模多機能＋訪問看護）の創設などを挙げている。第二に「自立支援型サービスの強化と重点化」として、リハビリテーションの充実を挙げている。第三に「医療と介護の連携・機能分担」として、具体的には、入院・退院時の情報共有や連携強化（ケアマネジメント、訪問看護等）、看取りの対応の強化（グループホーム等）、肺炎等への対応の強化（老健施設）、地域連携パスの評価（老健施設）等を挙げている。第四に「介護人材の確保とサービスの質の向上」として介護職員処遇改善加算の創設などを挙げている。

先にみた二四年度診療報酬・介護報酬同時改定の最大のポイントは、両者に挙がっている「医療と介護の役割分担と連携」であろう。これが具体的にどのような内容を持っているのか詳細な評価が必要である。

8　「在宅医療・介護あんしん二〇一二」（厚生労働省(注1)）

二〇一二（平成二四）年五月一五日厚生労働省在宅医療推進室は、表題「在宅医療・介護あんしん二〇一二」を公表した。内容は、平成二四年度診療報酬・介護報酬改定の普及を目的とした市民向けパンフレットのようなものである。構成はまず前文があり、第一に予算、第二に制度（医療計画・介護保険事業計画）、第三に報酬となっている。全体に流れる脈絡としては、医療も介護も入院医療や施設介護から在宅医療・在宅介護に移行することを是とする方向で論じられている。もちろん、この背景には財源問題があることは論じるまでもない。ここでは、内容の詳細な検討は別の機会とし、その骨格にあたる前文にあたる部分をみてみることにする。

まず、冒頭に以下のような方向性を示した表現がある。「施設中心の医療・介護から、可能な限り、住み慣れた生活の場において必要な医療・介護サービスが受けられ、安心して自分らしい生活を実現できる社会を目指す」とある。そして、この文面の背景を四つに分けて説明し、①世界に冠する平均寿命、②入院医療・施設介護が中心であること、③しかし、国民の六〇％が自宅療養を望んでいること、④死亡者数が二〇四〇年にかけて今より四〇万人増加とする推計、の四つを根拠としている。

そして、問題を先取りして、①看取りの場の確保、②「社会保障と税の一体改革大綱」を踏まえた病院・病床機能の分化・強化と連携、在宅医療の充実、重点化・効率化等の推進という診療報酬と介護報酬のいわば「節約」を掲げている。

そして、二〇二五年を目標にして、病院・施設等入院・入所系の機関や施設の削減と居住系サービスと在宅サービスの拡充を掲げ、その「生活の場」を支えるシステムとして「地域包括ケアシステム」の構築を提起している。この〝地域包括ケア〟については以下の五つの視点による取組が提案されている。

①医療との連携強化（二四時間対応の在宅医療、訪問看護やリハビリテーションの充実強化）

②介護サービスの充実強化（特別養護老人ホームなどの介護拠点の緊急整備《平成二一年度補正予算：三年間で一六万人分確保》、二四時間対応の在宅サービスの強化

③予防の推進（出来る限り介護状態とならないための予防の取組や自立支援型の介護の推進）

④見守り、配食、買い物など、多様な生活支援サービスの確保や権利擁護など（一人暮らし、高齢夫婦のみの世帯の増加、認知症の増加を踏まえ、様々な生活支援《見守り、配食などの生活支援や財産管理などの権利擁護サービス》サービスを推進）

⑤高齢期になっても住み続けることのできるバリアフリーの高齢者住まいの整備（国交省）（高齢者専用賃貸住宅《高専賃》と生活拠点の一体的整備、持ち家のバリアフリー化の推進）

これが、「在宅医療・介護あんしん二〇一二」の前文からみた全体像である。本章の主題である「これからの在宅医療と求められる多職種連携」という実践的な課題からみたときに、提起されている今後の方向はその是非はともかくとして方向性は理解できる。しかし、文章に抽象的な表現が多く、真意のよくわからないところが随所にある。

例えば、「入院医療・施設介護が中心であり……」という表現がある。これは明らかに経済的観点からの反省を踏まえたものであることは容易に想像のつくところであるが、一方では、わが国の伝統的家族扶養の補完・代替機能として病院や施設を当てにし、そのような制度設計を行ってきた歴史的特質がある。財源問題を唯一の理由に、そう簡単に施設から在宅へとスムーズな転換が行われるかは疑わしく、強引な地域移行は未曾有の問題を醸成する

だけにはならないかという疑問である。

その意味では、その延長線上にある「看取り」も、第二次世界大戦後長く病院死・施設死を一般化してきた歴史があり、在宅で看取りを行う伝統文化が断絶している現状にある。本人が死を受け入れ、周りがそれを看取る風景は、もう創作の世界にしか登場しない風景であり、現実は悲惨な死（白骨化した状態で見つかる死の場面など）が、しばしば報道されるようになってきている。

以上のように、今後の在宅医療・介護とそれを支える社会的支援は、わが国がかつて経験したことのない未知の経験に突入するといっても過言ではない状況であり、その意味では「多職種連携」も、どこにもモデルのないフロンティア的環境にあると言っても過言ではないであろう。

9　まとめにかえて

平成二〇、二二、二四年の診療報酬改定から、わが国のこれまでの病院医療・入院医療から「在宅医療」に移行していくための様々な診療報酬・介護報酬の「仕掛け」をみてきた。そのなかで、患者を地域で支えるために「地域包括ケアシステム」という新しい考え方、そして、「自立支援」とそのための「多職種連携」がキーワードとしてにわかに注目を浴びてきている。

その結果、介護保険分野に重篤な患者が、なだれ込むような現象を引き起こしている。そのために、病院から地域に療養の場を変えた「患者」を支えるための手立てが複雑となり、早期発見・早期対応を怠った「患者」が「困難事例」というレッテルを貼られて、介護・福祉現場に登場するようになった。

以上のような課題を総括すると、ソーシャルワーカー等地域支援の専門家の「多職種連携」が、「理想としての連携」の時期は終わり、「必然としての連携」、すなわち「専門性と自らの身の保全」のために連携する必要があるとの認識に転換する必要が迫ってきている。つまり、筆者は、この仕事は、もはや自己犠牲の上には成立しないと再認識する必要があると強調したい。その意味では、ケアマネジャーや医療ソーシャルワーカー、そして社会福祉士等第一線で活躍する支援者が、バーンアウトしていく状況を作り出してはならない。

【注】

（1）厚生労働省医政局指導課在宅医療推進室「在宅医療・介護あんしん二〇一二」（二〇一二（平成二四）年五月二一日）。

【参考】

社会保障国民会議「社会保障国民会議における検討に資するために行う医療・介護費用のシミュレーション」（二〇〇八（平成二〇）年）における「医療・介護のサービスの提供体制改革の考え方」をみると、本論で検討した診療報酬改定の基本的方針の根拠を示唆している。このなかで、専門職種間の機能・役割分担の見直しと医療・介護を通じた協働体制の構築」として、以下の二点を提起している。それを図で表したものを章末に掲載した（章末資料2）。

＊急性期を中心に医療資源を集中投入し、医師の配置像に加え、専門職種能力の一層の活用と生産性向上の観点から、専門職種間の役割分担の見直しを行い、看護職員等の個メディカル、事務職員等について、医師業務（看護師業務）のうち医師（看護師）でなくても行える業務を移す前提で大幅な増員を図る。これにより、医師や看護職員などが、自らの専門分野に特化した患者本位の医療に注力できるようにする。（傍点は筆者が付した）

＊入院から退院（転院）、地域生活への移行を支援するとともに、地域での暮らしの継続を支援する観点から、地域包括ケアマネジメントなど、医療・介護を通じた協働体制を構築する。

【章末資料１】

提出事例の概要

１．提出事例の種別　　ア　終結事例　㋑　継続事例（ア・イのいずれか一つに○を付けてください。）

２．支援困難となった主な要因（該当する項目に✓をつけてください。複数回答可）

☑認知症高齢者の例
☑認知症に関する家族理解が困難な例
☑キーパーソン不在の例
□サービスが対応（機能）していない例
☑経済的困難な例
□利用者と家族の意向が相違している例
□ターミナルケア
□関係機関との調整困難な例
☑利用者等の過剰要求
☑サービス提供拒否の例
□その他
（　　　　　　　　　　　　　　　　　　　　　　）
□統合失調等の例
□身体状況変化の例
☑介護保険制度の理解不足の例
□介護支援専門員に関わる例（交代等）
☑独立又は孤立の例
☑虐待（ネグレクトを含む）
□情報収集の不足等
□住宅改修に関わる失敗例
□利用者等のディマンドの変化例
□信頼関係の喪失例

３．事例タイトル

困難事例に対して、ケアマネージャーとしてのかかわり方をどうしたらよいか。

４．提出の理由

在宅が難しい利用者に対して、家族の代わりをせざるを得なかったこともあったが、どうしたほうが良かったか。

５．事例の概要

高齢者夫婦だけの生活をしていて、夫の体調が悪くなっていても妻は一度の受診だけで薬を服用させようと思わなかった。

本人が飲みたがらないためだと言う。夫の病名もわからず４畳半の部屋で妻がヒステリックに夫をなじっていた。妻も結核を患っており体重30kg もなかった。夫も妻に暴力をふるっていた。入浴も２年半していなかった。妻の方は医師にかかって毎日服薬していた。

基　本　情　報

相談の受付　　　　　　　　　　　　　　　　　　　　　　　　　　　　訪問

<table>
<tr><td>受付日</td><td>平成Ｘ年７月Ｘ日</td><td>受付者</td><td>ＹＹＹＹ</td><td>受付方法</td><td>電話・来所</td></tr>
<tr><td colspan="6">事例提出者が受けた相談内容

包括支援センターより紹介あり、すぐにご自宅を訪問した。Ａさんは２年半前に階段より転落し、内科医に受診したが、だんだん体を動かさなくなった。その頃より幻覚、幻聴があらわれた。妻Ｂさんにも暴力をふるっていた。</td></tr>
</table>

利用者の情報

<table>
<tr><td>利用者名</td><td colspan="2">Ａさん（イニシャル等、伏字で記入）</td><td>性別</td><td>男性</td><td>年齢</td><td>84歳</td></tr>
<tr><td>生活歴</td><td colspan="2">小学校４年で家計を助けるために働き始めた。60歳で退職するまでずっと同じ職場であった。運送会社の肉体労働をしていた、20歳で結婚をした。退職後は妻の代わりに家事もしていた。</td><td colspan="4" rowspan="3">家族状況（ジェノグラム表記）
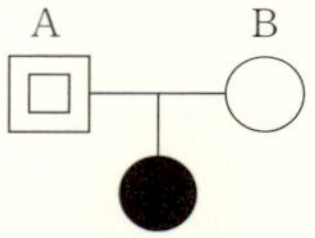

生後間もなく死亡

地域での関わり　　大家さん
民生委員さん</td></tr>
<tr><td>既往歴
現病歴</td><td colspan="2">高血圧症、腎臓病、廃用性症候群、浮腫、低アルブミン血症</td></tr>
<tr><td>経済状況等（保険・手帳・年金等含む）</td><td colspan="2">Ａさんの厚生年金18万円のみ。（月あたり）Ｂさんは無年金であり、33000円の家賃を支払っている。生活不安あり。</td></tr>
<tr><td colspan="2">障害高齢者の日常生活自立度</td><td colspan="5">自立・Ｊ１・Ｊ２・Ａ１・Ａ２・Ｂ１・Ｂ２・Ｃ１・（Ｃ２）</td></tr>
<tr><td colspan="2">認知症高齢者の日常生活自立度</td><td colspan="5">自立・Ⅰ・Ⅱａ・Ⅱｂ・Ⅲａ・Ⅲｂ・Ⅳ・（Ｍ）</td></tr>
<tr><td colspan="2">介　　護　　度</td><td colspan="5">８月に要介護２だった。変更申請を勧めたが、Ｂさんに断られた。ようやく11月に要介護５になった。</td></tr>
<tr><td>ＡＤＬ</td><td colspan="6">自分でできる事は箸を持つ事と湯飲みでお茶を飲む事である。手は排泄介助のために近づいた妻を殴る事はできる。会話は殆ど通じないようである。耳は聞こえる。下肢筋力低下のため立つ事は不可能であり、寝返りも起き上がりもできない。体に触ると極度に痛がり大声で出す。殴る。つばをかける。噛みつく。排尿、排便はオムツをあてようとすると暴力をふるうので、子供の昼寝布団にたれ流しだった。</td></tr>
<tr><td>ＩＡＤＬ</td><td colspan="6"></td></tr>
</table>

【章末資料２】

医療・介護提供体制にかかる課題～地域医療・介護サービスネットワークの構築～

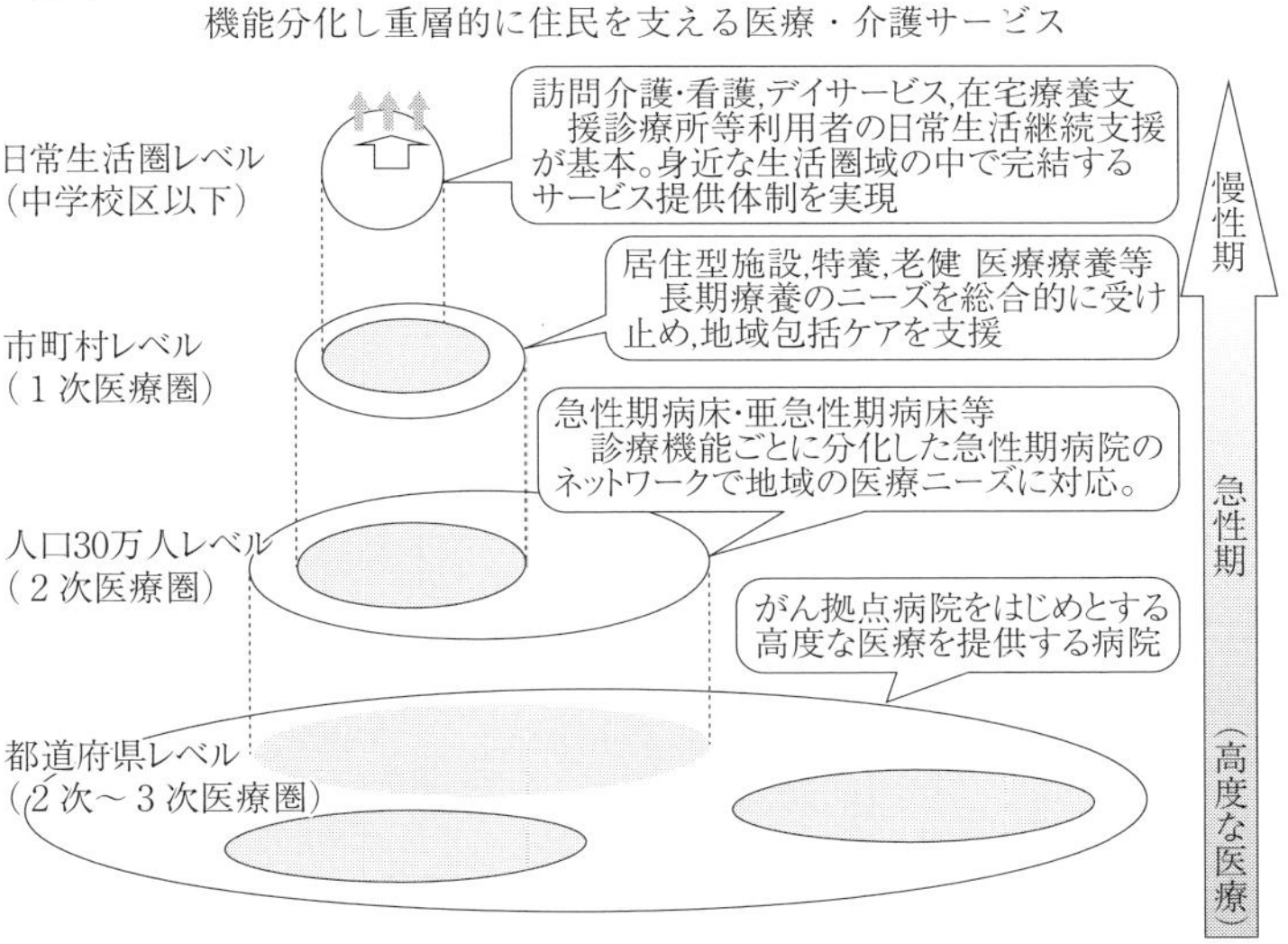
機能分化し重層的に住民を支える医療・介護サービス
日常生活圏レベル（中学校区以下）
訪問介護・看護,デイサービス,在宅療養支援診療所等利用者の日常生活継続支援が基本。身近な生活圏域の中で完結するサービス提供体制を実現
市町村レベル（１次医療圏）
居住型施設,特養,老健 医療療養等 長期療養のニーズを総合的に受け止め,地域包括ケアを支援
人口30万人レベル（２次医療圏）
急性期病床・亜急性期病床等 診療機能ごとに分化した急性期病院のネットワークで地域の医療ニーズに対応。
都道府県レベル（２次～３次医療圏）
がん拠点病院をはじめとする高度な医療を提供する病院
慢性期
急性期
（高度な医療）

出典：「保険と年金の動向2010／2011」（22頁）厚生の指標増刊　厚生統計協会

第10章　今日の医療福祉実践の課題

——『地域包括支援センター』への期待と現実——

1　はじめに

——N市における「高齢者虐待死事件」は、何を問いかけたか——

平成一八年師走、この事件は起こった。新聞報道によると、遠方から事情があって連れ帰った高齢の母親が、何度もふるさとに帰ると荷物をまとめて娘宅を飛び出し、その都度警察に保護され、娘宅に連れ帰ることを繰り返していた。その間行政も福祉施設での一時保護を行ったが、あるとき娘がたまりかねて母親に暴力をふるい当たり所が悪く死亡した。この間、警察、役所、地域包括支援センターは事情を承知し、「見守り」を続けていたという。事件後役所は、「見守りが不十分であった」とマスコミ等に見解を表明している。(注1)

この事件にいう「見守りが不十分」とは具体的にどのようなことを指しているのだろうか。新聞記事からは、警察、役所、地域包括支援センターが、それぞれどのように連携し、どのようなことを見守っていたのかは読みとれない。

しかし、虐待事件にもまず一〇〇%その原因があり、それに至る過程でどこかで何らかの手段を通じて救済を求める信号を発しており、決して偶発的に起こるものではない。残念ながら、周りの環境がその信号に気づいていないか、あるいはその信号の意味を理解できないでいたか、知らぬふりをして暗に関わることを拒否していたかのいずれかである。N市における高齢者虐待死事件は、どうして「死」に至ったのか、くい止めることができなかったのか、疑問が残るところである。

一般的に「虐待」事件は、事件そのものは氷山の水面上の姿であり、その水面下に隠れているものが計り知れないほど大きく、その対処や解決には極めてデリケートで難しい対応が要求されているものと思われる。誤解を恐れず表現すれば、それを虐待（事件）と呼んでしまっていいのか、あるいは誰が加害者、被害者というように「はじめに結論ありき」の姿勢でいいのであろうか。筆者の素朴な疑問でもある。しかし残念ながら、「虐待」は増え続けているのが現状である。

そして、増加する「虐待」事案が、地域包括支援センターに持ち込まれる例がすでに急増していること、さらに、政策的にも二〇一二（平成二四）年度診療報酬・介護報酬同時改定で明らかとなった診療報酬改定のひとつの柱である「在宅医療」と介護報酬改定のひとつの柱である「自立支援型サービスの強化と重点化」、さらに両方に共通する課題としての「医療と介護の連携・機能分担」により、中心的役割を担う「地域包括支援センター」の機能と役割が強化されていく傾向にある。しかしながら、地域包括支援センターの機能が、現実的に過大な期待を担えるほど強力な組織体制になっているかは甚だ疑問である。つまり、「相談」は受けても実情に見合った「支援」がどれだけ可能なのかは未知数であり、そもそも社会資源の質と量に大きな地域格差が存在している。とくに社会資源の質も量も厳しい地方にあっては、相当に困難な課題を抱えることについては想像に難くない。

二〇一二（平成二四）年一〇月より、「障害者虐待の防止、障害者の養護者に対する支援等に関する法律（通称：「障害者虐待防止法」）」が施行されることとなり、児童、高齢者、障害者、ＤＶの四つの法律が出揃うことになった。人権問題の比重が高い相談が急増することになろう。また、精神科領域では、精神病院への「医療保護入院」という形式が、人権上の配慮から廃止する方向で議論されている。さらに、障害分野においてはすべての障害者の「ケアプラン」作成が急がれており、障害者のための総合相談機関の整備も進んでいる。

このように、国は「地域移行」というスローガンを掲げながら、「病院から施設へ」「施設から在宅へ」「施設から就労支援」という方向は、「自立支援」という方向からみれば、従来の「保護」という価値観から大きく飛躍し、評価されるべき方向であることを否定するつもりはない。しかし、その動向が、憲法第二五条に規定されているにもかかわらず、財源問題を梃子にして、医療・介護・福祉分野における国の責任を限りなく小さくし、代わって地域の連帯責任と自己責任を強調して、「物（財源で支える）」から、「人（人材、人財）」で支えるように政策転換（いわゆる「小さな政府」へ）を図っている。その最前線のひとつがここで検討する「地域包括支援センター」であり、今後ますます大きな期待と役割がかかってくるものと思われる。本章では、予想される関わりの困難な事例にどのように立ち向かっていけばよいのか、その実践的な課題について「高齢者虐待」を例に試論を提起してみたい。

2　「高齢者虐待」問題への関わり

地域包括支援センターの「窓口機能」（いわゆるインテーク段階の相談支援）とは何かを、MSWの業務の実際と比較しながら検討を加えてみたい。(注2)

高齢者虐待等の複雑で難解な問題に対処するには、「高度な専門性」とそれを発揮できるような「体制」が整っていなくてはならないと考える。その意味では地域包括支援センターは、高齢者虐待の窓口機関として高度な専門性とそれを発揮できるようなシステムが確立しているかどうかが課題となる。別な角度から述べると、その最前線に立つ専門家の現状、すなわち身分の保全や専門職制が確立されている環境かどうかが課題となる。

1　「高齢者虐待」問題等困難事例に対する「介入」の実践的課題

筆者は、以前にMSWとして大規模都市の「救急外来のある一般病院」に勤務していたことがある。この病院では、救急外来の患者が多く、病気やけがの治療をめぐり実に様々な事案が持ち込まれ、外来時にMSWの関わりが多い病院であった(注3)。

具体的には、医療費、家族・親族関係の調整、介護者不在等、また障害のある子に対する入院中の母親の養育不安など、診断・治療の妨げになる要因をできるだけ速やかに解決・除去し、より良い退院・社会復帰にむけて診療を側面から支援することであった。

そのための方法が、いわゆるソーシャルワーク的「介入」であり、緊急な事案については「危機介入」という手法も必要になってくる。そして、このような複雑な相談には、明らかに、故意による暴言・暴力、苦情さらには異常行動など、相談者の身がつねに危険に晒されていることも念頭において対処しなければ、相談業務が成り立たないのも現状であった(注4)。

2　相談者の身分保全と組織的対応

このような医療相談と類似の相談に向き合うことを期待されている地域包括支援センターにおいて、以下に述べるような身分保全のためのシステムが存在していない。つまり医療機関に所属して相談援助業務を行うMSWは、原則として「医師の指示」を受けて業務を行うことを前提としている（事案によっては事後報告のような場合も想定される）。つまり医療機関に所属するMSWは、医療法、医師法、保健師助産師看護師法等の医療提供のための法的な規定に拘束されており、そのことが結果的に身分保全に繋がっている。

さて、ここにいう「医師の指示」とは何か、その実践場面におけるその意義を確認しておきたい。医師の指示とは、医師の指示のもとで各専門職スタッフが「報・連・相（報告・連絡・相談）」という一連の行為の総和で治療が開始され終結に向かうという、つまり「医師から発信された指示は、医師に帰る」という情報の流れであり、それを前提にした「院内連携」あるいは「連帯責任」の構図がある。(注5)

つまり、このシステムが「情報の共有と責任の分散＝連帯責任」の構図となり組織の危機管理能力を高め、その組織力を背景にしてＭＳＷは、リスクの大きい初期段階に関わることができるのである。

3　「地域包括支援センター」の組織と法律

1　地域包括支援センターの理念と目的

地域包括支援センターは、二〇〇五（平成一七）年の介護保険制度改正で導入され、翌二〇〇六（平成一八）年四月からスタートした「地域における総合的なマネジメントを担う中核機関」としての期待を担い「地域包括支援センター」が誕生した。そもそも「地域包括」という概念は、厚生労働省の私的研究会である「高齢者介護研究会」が、二〇〇三（平成一五）年六月に公表した「二〇一五年の高齢者介護」という報告書のなかで示された概念図に登場する用語であった。二〇〇五（平成一七）年の介護保険制度改正において、ほぼこの報告書どおりの体裁と名称で制度的に規定された。

2　介護保険法における規定（平成二三年改正に準拠）

そこで以下、改正介護保険法（以下法と略す）および施行令・施行規則等で、その位置づけを概観してみることにする。法第一一五条の四五「地域支援事業」において、市町村の役割を次のように表現している。

「市町村は、被保険者が要介護状態等になることを予防するとともに、要介護状態等になった場合においても、可能な限り、地域において自立した日常生活を営むことができるよう支援するため、地域支援事業として、次に掲げる事業を行うものとする。」

事業とは、以下の五点である。要約して述べると一．介護予防・軽減、悪化の防止のために必要な事業、二．一を包括的かつ効率的に提供されるに必要な援助を行う事業、三．保健医療、公衆衛生、社会福祉その他の関係機関との連絡調整等総合的に支援を行う事業、四．被保険者に対する虐待の防止、権利擁護を行うに必要な事業、五．居宅・施設サービス計画の検証、介護給付等サービスの利用状況等に関する定期的な協議等を行う事業である。

そして、第一一五条の四六では、「地域包括支援センター」の業務として、前項の（二）～（五）の業務と、その他に下記のような規定もある。

「その他厚生労働省令で定める事業を実施し、地域住民の心身の健康の保持及び生活の安定のために必要な援助を行うことにより、その保健医療の向上及び福祉の増進を包括的に支援することを目的とする施設とする。」

そして、第一一五条の四六の二項では、市町村の設置規定、三項では厚生労働省令の規定に基づいた実施の委託（老人福祉法第二〇条の七の二「老人介護支援センター」に規定された民間事業者）、四項では設置者の義務、五項では民生委員、ボランティア等との連携六項で秘密保持、六項では条文の読替、七項では業務の委託、八項では利用者に対する利用料の請求となっており、やはり、地域包括支援センターの職員に対する職務規程は明記されてはいない。

3　介護保険法施行令・介護保険法施行規則の規定（平成二三年改正に準拠）

さらに介護保険法施行令においては、その第三七条の一五（地域包括支援センターの職員に対する研修）においては、

「地域包括支援センターの設置者は、厚生労働省令の定めるところにより、その職員に対し、地域包括支援センターの業務に関する知識の習得及び技能の向上を図るための研修を受けさせなければならない。」そして、二として「前項の研修は、厚生労働大臣が定める基準に従い、都道府県知事が行うものとする。」となっている。

次に、介護保険法施行規則をみてみることにする。ここで初めて施行規則第一四〇条の五二で、「介護保険法第一一五条の四五第四項の厚生労働省令で定める基準」として、その第一項で、地域包括支援センターの「職務」、第二項で「職員」が規定されている。

まず、施行規則第一四〇条の六六の第一項の一には、介護保険法第一条の理念に基づいて盛り沢山な期待が、並べ立てられている。

「地域包括支援センターは、次号に掲げる職員が協働して包括的支援事業を実施することにより、各被保険者の心身の状況、その置かれている環境に応じて、法第二四条の第二項に規定する介護給付等対象サービス、その他保健医療サービス又は福祉サービス、権利擁護のための必要な援助等を利用できるように導き、各被保険者が可能な限り、住み慣れた地域において自立した日常生活を営むことができるようにしなければならないこと。」

そして、第二項では、地域包括支援センターが担当する区域において、第一号被保険者の数がおおむね三〇〇〇人以上六〇〇〇人未満に対して、（一）保健師その他これに準ずる者一名、（二）社会福祉士その他これに準ずる者一名、（三）主任介護支援専門員（主任ケアマネジャー）その他これに準ずる者一名となっており、職員配置に関する規定が初めて登場する。しかし、ここにも職務規程は明記されていない。そして、同規則第一四〇条六八に都道府県知事が行う研修を義務づけている。

このように、介護保険制度における地域包括支援センターの職務規定の特徴は、介護保険法をはじめとする諸法規に規定された地域包括支援センターへの盛り沢山な期待とは裏腹に、そこに従事する職員の規定は、わずかに配置基準のみで、後は随時開催される都道府県主催の研修会で業務の内容を積み上げていくというスタイルを取っている。したがって、次々に新しい課題が研修を通じて周知されることとなり、結果的に膨大な事務量に膨れあがっていく構造になっている。

4　児童福祉法における児童福祉司の職務規程

参考までに、児童相談所における児童福祉司の規定を見ると、児童福祉法第一三条の三「児童福祉司は、児童相談所長の命を受けて、児童の保護その他児童の福祉に関する事項について、相談に応じ、専門的技術に基づいて必要な指導を行う等児童の福祉増進に努める。」として、指揮命令系統と専門職能が法律で規定されている。また同法同条の四「児童福祉司は、政令の定めるところにより、児童相談所長が定める担当区域により、前項の職務を行い、担当区域内の市町村長に協力を求めることができる。」として、連携して問題解決にあたることも法律で規定されている。

残念ながら地域包括支援センターの職員に関する規定は、指揮命令系統も専門職能も連携も法律では規定されてはおらず、ここに従事者の加重労働の問題がみえてくる。

5　介護保険法における「契約」の意味

ところで、介護保険制度は、初めて「契約」の考え方を持ち込んだ制度であり、さらに介護保険事業の主体の多様化を推進する目的で、民間企業に広く門戸を開放した制度でもある。つまり、介護保険制度とは、規制緩和による「公」の後退と、民間の市場参入を積極的に推進するための橋渡し的な役割を担って登場した制度である。したがって、介護保険制度は、全国一律の平等な公的サービス（サービスの普遍化）を目指したものではなく、サービスはサービス提供者とサービス利用者との間で交わされる「契約」に基づいて提供された「商品」であり、その商品はサービス提供者の自由な経済活動の産物である。つまり、サービスの地域的不均衡が生じることは、資本の論理からすればやむを得ない現実であろう。

しかし、地域包括支援センターの運用については、厚生労働省令で随時示される「基準」の内容が随時変化することから、介護保険サービスが原則として自由な経済活動から提供される「商品」であることとは別に、地域包括支援センターの業務は、基準に縛られざるを得ない環境を作り出している。つまり、一方で市場化を容認して行政の関与の後退を念頭に置きつつ、民間の介護保険の適正な運用を監視する機能として、地域包括支援センターに期待したという見方もできよう。

今ひとつ筆者が極めて重要と思う点は、厚生労働省令で示された「基準」は、それが「できる」地域と「できない」地域の地域格差拡大となって顕在化してくることである。つまりそれは個人の能力の問題ではなく、高齢化率の異常に高い地域やいわゆる「限界集落」と呼ばれている高齢化率の高い離島や山間地域では、社会資源が乏しく、厳しい環境のなかで支援に携わる人々の現状がある。

6　「高齢者虐待防止法」と地域包括支援センター

平成一八年四月厚生労働省老健局から「高齢者虐待の防止、高齢者の養護者に対する支援等に関する法律（平成一七年法律第一二四号）」（以下、「高齢者虐待防止法」と略す）の施行にあたり、その運用に関する解説として「市町村・都道府県高齢者虐待への対応と養護者支援について」（以下、「高齢者虐待防止マニュアル」と略す）が出版されている。それを参考にして、地域包括支援センターの職員の職務を概観してみることにする。

まず、「高齢者虐待防止ネットワークの構築」として、以下のように述べているので、要約して紹介する。

「市町村に設置される地域包括支援センターは、効率的・効果的に住民の実態把握を行い、地域からの支援を必要とする高齢者を見いだし、総合相談につなげるとともに、適切な支援、継続的な見守りを行い、更なる問題を防止するために、地域における様々な関係者とのネットワークを構築していくことが必要とされており、地域の実情に『早期発見・見守りネットワーク』、『保健医療福祉サービス介入ネットワーク』、『関係専門機関介入支援ネットワーク』の三つの機能の構築も業務のひとつである。」と記されている。

次に、高齢者虐待関係業務の「事務の委託」に関する規定をみてみる。高齢者者虐待防止法第一七条第一項では、次のように規定している。

「市町村は、高齢者虐待対応協力者のうち適当と認められるものに、第六条（相談、指導及び助言）、第七条第一項もしくは第二項の規定による通報又は第九条第一項に規定する届出の受理、同項の規定による高齢者の安全の確認による通報又は届出に係わる事実の確認のための措置並びに第一四条第一項の規定による養護者の負担の軽減のための措置に関する事務の全部または一部を委託することができる。」

次に「高齢者虐待対応協力者」として、「地域包括支援センター」を挙げ、「社会福祉士や保健師、主任ケアマネジャー等がチームとなって連携・協力しながら、実態把握や情報の集約を行い、さらに関係機関につないでいくこととされ、いわば地域ケアの結節点としての役割を担うことが期待されています。」と記している。

7　高齢者虐待防止における行政と地域包括支援センターの役割分担

さらに同書は、このあとに続けて重要な指針を述べている。「第一七条を踏まえた市町村本庁との業務分担を行う場合には、立入調査のような行政権限の行使は市町村が担わなければならないことを踏まえつつ、迅速かつ適切な対応が図られるよう十分配慮した体制作りを図る必要がある。」つまり、裏を返せば、立入調査を必要とするような案件以外は、ほとんど行政の介入が期待できないとも読み取れる。

この背景には、いわゆる「地方分権一括法」（一九九八年）の成立以降、生活保護は「法定受託事務」となり、その結果、従来の機関委任事務としての生活保護の「相談、決定、実施」という三段階のプロセスのうち、一番重要な「相談」が地方自治体の「自治事務」となって、生活保護法第一条に規定されている保護の「相談」と「自立助長」が、地方自治体の裁量に任されていることが考えられる。

そして、「地域包括支援援センターに業務委託した場合の市町村及び地域包括支援センターの役割」については、相談・通報・届出等事案の初期段階に「地域包括支援センターの業務」が集中しており、市町村は、事案に対する「行政処分」行為や啓蒙などバックアップ体制という役割になっている。

これが、児童虐待等に対する「児童相談所」の機能と決定的に違うところである。前者は行政責任や公的責任を問える回路が残っているのに対して、後者は、それが極めて薄く被虐待者も虐待者も、最終的に「自己責任」に矮小化されていく可能性が強いシステムとして出来上がっていることがわかる。

さらに、次に紹介する自治体の場合のように、地域包括支援センターの前身である「基幹型在宅介護支援センター」がなく、その業務を「保健センター」が担っていたために、地域包括支援センターは「公募」という方法が選択され、医療法人、社会福祉法人、介護系民間企業等々、様々な民間団体が応募し、選抜された団体が経営主体となっているが、経営主体が民間であれば、当然安定的な経営に支障を来すようなリスクを背負うはずはなく、高齢者虐待事案等のリスクフルなケースは敬遠されることは想像に難くないと思われる。

4　ある地域包括支援センターの事例からみえてきたもの

筆者は、現在、地方の何カ所かの地域包括支援センターで事例検討会にアドバイザーとして参加させていただいている。そこで、日々の業務に追われ疲弊しているケアマネジャーに遭遇することが多い。この現実は、地域包括支援センターに高齢者虐待などの困難事例がたくさん持ち込まれるから疲弊しバーンアウトしていくのかというと、必ずしもそうではない。膨大な介護予防業務など日常的にこなさなければならないノルマですでに疲弊し、さらに、「虐待事例」などソーシャルワーク的「介入」や、そのための高度なアセスメント能力を必要とする複雑な事案を処理しなければならないところから起こるものと推測される。そこで、ある地域包括支援センターの事例検討会で提出された事例を参考にしながら、地域包括支援センターの業務の分析を行ってみたい。

1　A市B地域包括支援センターの概要

A市は、日本海側に面した比較的規模の大きい市であり、B地域包括支援センターは、古くから栄えた商業地域と歓楽街に隣接し、老朽化したビルやその隙間を縫うように新しいマンション、そして古さを感じさせる住居や低家賃住宅等が混在する地域であり、高齢化が進んでいる。

この事例検討会には、県や市の主催する研修会に何度となく参加し、「連携」というキーワードを何回となく聞かされていても、それを日々の仕事のなかでどのようにしたら連携ができるのか悩んでいるケアマネジャーが多く参加している。具体的にいえば、医者や行政の窓口担当者にどのような言葉がけをすればよいのかがわからず、気がついたら事案を一人で抱え込んでしまい身動きが取れなくなって悩んでいるケアマネジャーが多かった。

こんな状況のなかで、日頃の業務に生かせる「連携」のあり方を、事例を通して「気づき」でその知性を高めていく意味で、ワークショップ形式の事例検討会を実施した。以下の事例は、そのなかで提出されたものであり、個人情報保護の観点から事例は加工してあることをあらかじめ断っておきたい。

Ｂ地域包括支援センターに限らず全国のほとんどの地域包括支援センターは、介護予防等の業務に忙殺され、地域包括支援センターの三専門職いずれもが、連携するケアプラン事業所等のケアマネジャーに的確なアドバイスができる余裕がないこと、さらに、行政との連携が悪く、行政との壁ができてしまっていること。

さらに、この地域は、要介護認定における主治医の意見書の作成にあたって、約六割が勤務医によって占めているといわれていることから判断しても、開業医が少なく在宅医療に熱心な医師を確保することが非常に難しい地域であり、多忙な病院の勤務医に頼らざるを得ない現状がある。その結果、多忙な勤務医は介護現場に耳を傾ける余裕がなく、ケアマネジャーとの連携も極めて不十分な状況にあった。その結果医療ニーズの高い事案であっても十分な医学的判断と指示を得ぬままでその対処を考えなくてはならない現実もあった。このような地域的背景を踏まえて、以下事例検討会の事案を要約して紹介してみることにする（なお、事例はプライバシー保護のため、加工して紹介している）。

2　事例──〝孫の暴力に遭い怪我をした祖母〟への支援

この家庭は、孫小学校三年生男子、祖母七五歳の二人暮らしで、孫の両親は事情があり所在不明。祖母は、人工透析のために病院に週三回不安定な歩行状態で通院を続けていた。そして、生活保護を受給し、孫は祖母が面倒をみている状態であった。

事例検討の主旨は、孫が祖母に暴力を振るい怪我をしたが、このまま見守りを続けていていいのだろうかという相談が地区のケアマネジャーから上がり、地域包括支援センターが関わりを持つようになり、事例検討会の事案となった。

そして、事例検討会の結果を踏まえB地域包括支援センターの社会福祉士が主治医に相談に行ったところ、主治医はすでに通院による人工透析は限界と判断するも、祖母の孫に対する切実な養育責任の訴えを聞き、やむを得ず通院を続けさせているとのことであった。しかし、主治医も今後を苦慮しており、地域包括支援センターの動きをむしろ歓迎していたとのことであった。その後、社会福祉士が福祉事務所に相談に行ったところ状況は把握されてはおらず、担当ケースワーカーは、危機的状況を再認識したとのことであった。そして福祉事務所から児童相談所への状況が伝えられたとのことであった。

この事案のポイントは、生活保護を受給し、週三回の人工透析を通院で続けている祖母が、孫の養育責任も負っている現実である。つまり、ケアマネジャーや地域包括支援センターは、介護保険サービス提供機関であることから当然祖母に注目しているが、児童福祉の観点からみると、理由はどうであれ小学校三年生の子に対する両親の養育放棄は明らかであり、児童虐待が疑われても不思議でない事案である。その意味では孫の祖母に対する暴力や暴言は、本来なら親への庇護を求める子の自然な甘えが満たされていないことから起こる不安定な精神状態とみることもできる。もしそうであるとすれば、この事例は高齢者の介護問題であると同時に児童の養護問題でもある。にもかかわらず、福祉事務所や児童相談所などの公的機関が状況を把握していないという実態は、人権問題をはじめ様々な課題を投げかけている事例であった。

3　現場従事者の「声」

この事例を担当した社会福祉士の「声」を原文のまま紹介する。

「B地域包括支援センターから行政へ情報提供や依頼事をしても、その後どうなったのかという報告が返ってくることが少なく、当センターと行政担当者とのやりとりがうまくいかない現状があるとともに、保護課と児童相談所間の連携等『行政内での連携』がどのようになっているのか不明であり、個々バラバラにケース対応している様子が伺えます。

『虐待』ケースのようなデリケートな事案については、定期的に集まる機会を行政の主導で設けていただき、現状の確認と方針を再確認する場があることが望ましいと考えていますが、現状では『問題が起こらなければ』そのような場はありません。今回取り上げていただいたケースについては、家庭訪問するたびに行政関係者には、『(祖母に)傷がある』等の報告をしますが、結局当センターは報告し行政関係者は報告を『受ける』のみで、なかなか進展が見られない状況です。保護課担当者には『現在の生活は限界で、長男に連絡するよう』依頼していますが、その後返事は来ておりません。

このケースに限らず、行政機関から当センターへの問い合わせや情報提供は無く、当センターからは情報提供や依頼をしてもその後どうなったのかという返答はない状況です。本当に『公的機関が積極的に現場と連携』を深めてほしいと思います。

地域包括支援センターの職員は、『高度な専門性』を有する必要が在ると思いますが、配置される職員には私も含め、相談業務が初めてという職員もおり、ケアマネジャーの経験もないまま、予防プランと相談業務を平行して行わなければならない現状です。『どこと、どのようにネットワークを作っていけばよいのか』を考える間もなく、まず目の前の予防プランが第一に優先され、介護保険を使う上でのルールも分からぬまま、それに加え次々と来る相談に対応しているうちに一人で抱え込んでしまっているのではないかと考えます。予防プランに追われながら、ケアマネジャーさんや病院からの相談、さらに『虐待』の対応と本当に疲弊しています。」

5　地域包括支援センターの今後の課題

この社会福祉士が指摘するように、「問題があってから動く」という行政の対応は、虐待等の事案が多すぎるからそうなのか、そもそも「早期発見・早期対応のシステム」が存在していないことが原因なのか、あるいは本論でも考察したように、このような事案は、すでに国家責任や公的責任の守備範囲を離れ、通報等によりお互いがお互いを監視することで問題の解決を図ることを暗黙の前提としているのか、あるいは冒頭でも提起したように加害者と被害者に分け自己責任で片づけるような風潮を黙認せざるを得ない現状になっているのか、恐らくこれらすべてが絡み合って混沌とした状況を作り出しているものと想像される。

高齢者虐待問題等その本質において都会と地方の違いがないような事案であっても、その解決のためには、大都市のようにサービスカウンターにたくさんの商品が陳列されているところと、そうでない地方とでは歴然と差が出てきてしまう。例えば特別養護老人ホームの待機がほぼなくなっているような都会と、待機者が四〇〇人、五〇〇人以上などと公然と囁かれている地域では、緊急避難的対応ですらおぼつかない状況である。

また、事例検討会の別の事例では、認知症が進行し虚言・妄想・幻聴、火の不始末などが目立ってきた一人暮らしの高齢者を在宅でどのように支えるかという事例を出されたこともある。この事案は、ここでは多くを語ることはできないが、結論として一人暮らしを支えることが不可能な事案であった。この背景には、行政側の消極的な対応へのあきらめからか、自分達でどうにかしなければと真剣に取り組んでいる事案であった。

孤軍奮闘という言葉は聞こえが良いが、ケアマネジャーの実情は「孤立無援」である。この閉塞状況を打破するためには、社会福祉基礎構造改革や地方分権で遠のいてしまった行政の機能を再び呼び戻し、従来の官僚的なリーダーシップではなく、多職種・多機関との連携を目的としたコーディネーターとして役割がにわかに高まってきているものと思われる。今一度、公的機関のあり方を見直し、地域包括支援センター（とくに民間委託された地域包括支援センター）が、「孤立無縁」のなかで業務に従事せざるを得ない環境が少しでもなくなるように願うばかりである。

冒頭でも触れたように、平成二四年度の診療報酬・介護報酬同時改定で鮮明になってきた「在宅医療」、「医療と介護の連携」、「自立支援型のケアプラン」の構築などは、医療・介護・福祉等の生活支援関連施策がすべて「地域移行」という行政用語とともに、地域がその支えでの中心となるように期待されている。そのなかで、地域包括支援センターの機能と役割は雪だるまのように大きくなっていく状況にある。ケアマネジャー等の在宅支援の専門家が、身を粉にして奔走しても間に合わない状況になりつつある。つまり、「抱え込まざるを得ない状況」と業務に没頭すればいずれ「燃え付きてしまう」現実は、以前より増して深刻になってきている。

今こそ、「抱え込まず」、「燃え付きない」ために、ケアマネジャーやソーシャルワーカー等相談支援を専門とする職種の専門性と専門職制を確立すべきときに来ている。

【注】

（1）読売新聞（二〇〇六年一二月四日）。

（2）医療ソーシャルワーカーの業務については、厚生労働省編「医療ソーシャルワーカー業務指針」（二〇〇二年改正版）を参考にした。なお、「業務指針」の検討は第8章で行っているので参照されたい。

（3）山路克文「一般病院における医療ソーシャルワークの一考察―アルコール依存症患者を事例とした『介入』と『社会的支援』に関する私論―」新潟青陵大学紀要第三号、二〇〇三。およびこの論文を加筆・修正した第7章を参照されたい。

（4）本論では、「危機介入」を以下のような定義として使用している。「危機介入とは、危機が、日常生活において誰にでも起こりうるもので、危機の克服あるいは失敗がその人の成長あるいは崩壊につながるという考えに立ち、人が危機に陥ればできるだけ早くその状態に介入して元の状態に戻るように援助することを意図して進められる。」（『改訂版社会福祉実践基本用語辞典』日本社会福祉実践理論学会編、一九九三）。

（5）（注1）の「業務指針」から、『医師の指示』に関する記述を抜粋して紹介する。「3．業務の方法等」の（五）受診・受療援助と医師の指示「医療ソーシャルワーカーが業務を行うに当たっては、〈中略〉チームの一員として、医師の医学的判断を踏まえ、また、他の保健医療スタッフとの連携を密にすることが重要である。」そして具体的な項目として③では「医師の指示を受けるに際して、必要に応じ経済的、心理的、社会的観点から意見を述べること。」とある。

【参考文献】

（1）社団法人日本社会福祉士会編『地域包括支援センターのソーシャルワーク実践』中央法規、二〇〇六。
（2）厚生労働省老健局編「市町村・都道府県における高齢者虐待への対応と養護者支援について」二〇〇六。

あとがき

本書の作成を終えるにあたり、本書に対する筆者の想いや願いを述べておきたい。

筆者は、かねてから一九四五年八月一五日の終戦からすでに六八年も経とうとするのに、いまだに「戦後」というキーワードから解放されていない現実をどのように見るかという点が大きな関心事としてあった。それが第1章の「GHQの占領政策」と第2章の「社会保障制度勧告・医療保障制度勧告」へのこだわりであった。

その結果、書き終えてみて改めて気づかされたことは、医療と福祉の分野に限ってみてもGHQの占領政策の思想的基盤である欧米型の人権思想と日本の伝統文化に根差した家族観が混在し、日本国憲法や民法として日本の根幹を支える法的基盤になっている現実である。その意味では「戦後」というキーワードは、約七〇年を経過しようとする今日ではあっても、「混沌」という意味での時間の連続性を感じさせる何かがあるということであろう。

しかしながら、時代の進展は速く、「戦後」という近現代史研究では学説上の常識ではあっても、それ以外の人々にとっては、もはや遠い過去のこととして忘れ去られてしまったかのような印象である。しかし医療や社会福祉の現実の姿は、「混沌」とした状況のなかで、病気と闘い、貧困と闘い、差別や偏見と闘っている人々と共に、それを職業的にあるいはボランティアとして支える人々の、生きることへの飽くなき闘いの日々である。

第二次世界大戦の敗北は、国民全体を貧困のどん底に陥れ、さらに広島・長崎は原子爆弾を投下され言葉では言い尽くせない悲惨な現実をみた。しかしながら、世界唯一の被爆国でありながら、二〇一一・三・一一の東日本大震災及び福島原発事故による放射能拡散の現実を、広島・長崎の被爆体験と重ね合わせて議論する声がなぜか聞こえてこないのは、私の関心の低さが原因しているのであろうか。

経済の復興と成長で何もかもがご破算になってしまうような日本の今の風潮を、筆者は問題意識なく受け入れることはできない。

本書は、医療と福祉の歴史と現実の分析を通して、日本人の「原点回避」、「結論先送り」、「寄らば大樹の陰」という責任を問わない体質に対して問題提起を行いたかったのが本書を作成する原動力になっている。皆様の忌憚のないご意見やご感想をうかがうことができれば幸いである。

本書を作成するにあたり、法律文化社の小西英央様には、多大なるご尽力を賜り、心より感謝申し上げます。

また、本書は皇學館大学出版助成金により刊行されており、感謝を申し上げます。

初出一覧

第1章　「『SCAPIN775』の訳をめぐる謎―Public Assistanceをなぜ『公的扶助』と訳さず、『社会救済』と訳したのか――いわゆる《連続・非連続（≠断絶、不連続）の視点から》――」皇學館大学社会福祉学部紀要№一〇、二〇〇七を加筆・修正。

第2章　一二五回（二〇一二）社会政策学会報告「再考『医療保障制度勧告（一九五六）』における医療の概念」をもとに、加筆・修正。

第3章　書き下ろし

第4章　「今日の医療制度改革と介護保険改正の経済と財政」坂本忠次・住居広士編著『介護保険の経済と財政』勁草書房、二〇〇六

「医療政策・社会福祉政策の変遷」村上須賀子・大垣京子編『改訂第二版　実践的医療ソーシャルワーク論』金原出版、二〇〇九

以上に加筆・修正。

第5章　「今日の医療制度改革と介護保険改正の経済と財政」坂本忠次・住居広士編著『介護保険の経済と財政』勁草書房、二〇〇六

第一二三回（二〇一一）社会政策学会報告「急性期医療のための医療制度改革――『社会的入院』概念の拡大」をもとに、加筆・修正。

第6章　第一二三回（二〇一一）社会政策学会報告「急性期医療のための医療制度改革――『社会的入院』概念の拡大」をもとに、加筆・修正。

第7章　「一般病院における医療ソーシャルワークの一考察――アルコール依存症患者を事例とした『介入』と『社会的支援』に関する私論」新潟青陵大学紀要第三号、二〇〇三を加筆・修正。

第8章　「今日の医療制度改革とMSWの機能の変容――業務指針における『受診・受療援助』とMSWの立ち位置」広島県医療社会事業協会研修会二〇一〇を加筆・修正。

第9章　「激変する医療環境と新たな医療福祉問題――入院医療から在宅医療へ、求められる『多職種連携』」三重県社会福祉士会共通基盤研修、二〇一一

「日本の福祉・医療の現状とソーシャルワークの今後について――理想としての『連携』から、必然としての連携へ」皇學館大学現代日本社会学部日本学論叢第二号、二〇一二を加筆・修正。

第10章　「地域社会の変貌と社会福祉法制」大曽根寛編『ライフステージ社会福祉法――いまの福祉を批判的に考える』法律文化社、二〇〇八を加筆・修正。

■執筆者紹介

山 路 克 文（やまじ　かつふみ）

1952年　三重県生まれ
1978年　東洋大学大学院社会学研究科社会福祉学専攻修士課程修了

［主な教・職歴］
医療法人橘会東住吉森本病院　医療ソーシャルワーカー
医療法人橘会老人保健施設たちばな　副施設長
新潟青陵大学看護福祉心理学部教授
皇學館大学社会福祉学部教授

［現在］
皇學館大学現代日本社会学部教授

［主な著書］
『医療・福祉の市場化と高齢者問題』（単著）ミネルヴァ書房、2003
『現代社会保障・福祉小事典』（編者）法律文化社、2007
『ライフステージ社会福祉法』（共著）法律文化社、2008
『改訂第２版実践的医療ソーシャルワーク論』（共著）金原出版、2009

Horitsu Bunka Sha

戦後日本の医療・福祉制度の変容
――病院から追い出される患者たち

2013年３月20日　初版第１刷発行

著　者　山 路 克 文
発行者　田 靡 純 子
発行所　株式会社 法律文化社

〒603-8053
京都市北区上賀茂岩ヶ垣内町71
電話 075(791)7131　FAX 075(721)8400
http://www.hou-bun.com/

＊乱丁など不良本がありましたら、ご連絡ください。
　お取り替えいたします。

印刷：亜細亜印刷㈱／製本：㈱藤沢製本
装幀：前田俊平

ISBN978-4-589-03487-8